医学物理学实验

（修订版）

刘贵勤　孔繁之　主编

山东大学出版社

《医学物理学实验》编委会

主　编　刘贵勤　孔繁之

副主编　任忠夫　康永香　王文斌　桂维魁　孟凡彬
　　　　刘　娴　范怀玉　崔　斌

编　委　刘贵勤　孔繁之　任忠夫　康永香　王文斌
　　　　孔庆胜　刘　娴　桂维魁　范怀玉　任宪东
　　　　孟凡彬　李鸿梅　韩珍珍　王　颖

前 言

《医学物理学实验》是全日制医学类高等院校的普通物理实验教科书，是“面向21世纪教材改革——普通物理学实验”教材编写的成果。本书在编写过程中结合了济宁医学院物理教研室普通物理实验建设和发展的实际情况，是一本包含力、热、电与磁、光在内的适合新时期由“应试教育”向“素质教育”过渡的《医学物理学实验》教材。每个实验都含有实验原理、实验仪器、实验内容(包括实验方法)以及实验结果等内容；有的还附有思考题。为教学工作和学生学习提供了方便。

本书的编写符合教育部高校教材编写的最新要求，总结和吸收了多年来高校物理实验课程建设的实践经验，规范统一了有关名词、单位和符号，从而使本书具有了科学化、规范化的特点。本书可作为医学类院校的物理实验教材，也可供电视大学、函授大学、职工大学学生使用，亦可作为专科或者其他从事物理实验的工作人员的参考书。由于编者水平有限，加之时间仓促，书中不足之处在所难免，望各位同行热心指点，在此深表谢意。

作 者

2016 年 8 月

目　录

绪 论

第一节 物理实验的意义、任务、内容及要求

一、物理实验的意义与任务

物理学的形成与发展是以实验为基础的。物理学的研究方法通常是在观察和实验的基础上,对物理现象进行分析、抽象、概括和总结,从而建立物理定律,进而形成物理理论,然后再回到实验中去经受检验。即实验是物理科学的基础,也是物理知识的源泉,加强物理实验是物理教学的时代特征,又是提高物理教学质量的先决条件。

在研究物理现象时,实验的任务不仅是观察物理现象,更重要的是找出各物理量之间的数量关系,找出它们变化的规律。任何一个物理定律的确定,都必须依据大量的实验材料。即使已经确定的物理定律,如果出现了新的实验事实和这个定律相违背,那么便需要修正原有的物理定律或物理理论,因此我们说,物理实验是物理理论的基础,它是物理理论正确与否的试金石。物理实验既为开拓新理论、新领域奠定基础,又为丰富和发展物理学应用提供广阔的天地。最近数十年来,物理学和其他学科一样发展很快,尤其是核物理、激光、电子技术和计算机等现代化科学技术的发展,更反映了物理实验技术发展的新水平。随着科学技术的发展越来越体现出物理技术的重要性,人们逐渐感到理工科及师范院校加强对学生进行物理实验训练的重要性。理论课是进行物理实验必要的基础,在实验过程中,通过理论的运用与现象的观测分析,理论与实验相互补充,以加深和扩大学生的物理知识。

物理实验是对高校理工科专业学生进行科学实验训练的一门基础课程,是各专业后继实验课程的基础之一。也就是说,它是大学生从事科学实验工作的入门课程。它的主要任务是:

(1)学习物理实验的基础课程,包括一些典型的实验方法及其物理思想。例如,电磁学实验中的模拟法、伏安法、电桥法、补偿法以及冲击法等,有助于思维与创造能力的培养。

(2)使学生获得必要的实验知识和操作技能,培养学生初步具有正确使用仪器进行测量、处理数据、分析结果以及编写报告等方面的能力。

(3)培养学生严格、细致、实事求是、刻苦钻研、一丝不苟的科学态度,以及爱护国家财产的道德品质;培养学生善于动脑、乐于动手、讲究科学方法、遵守操作规程、注意安全等良好习惯。

总之，教学的重点应放在培养学生科学实验能力与提高学生科学实验素养方面，使学生在获取知识的自学能力、运用知识的综合分析能力、动手实践能力、设计创新能力以及严肃认真的作风、实事求是的科学态度等方面得到训练与提高。

二、物理实验的形式及其内容

在物理学发展的同时，实验综合了科学技术的成就，发展形成了自身的科学体系，成为系统性较强的独立学科——实验物理学。它在内容上包括了许多物理课本所包括不了的物理知识、方法和技能，归纳起来主要有以下几个方面：

(1)实验手段(仪器、设备)的发展。表现在从简单的测量仪器，发展为以机、电、光为基础的门类齐全并日益扩展的仪器系列。精确度不断提高，使用范围不断开拓，自动化程度不断提高等。遥感、遥控、遥测技术的应用，使仪器已经从简单的物理原理中脱胎出来，成为独立体系。

(2)通过对现象的观测、实验方案的设计、过程控制以及资料分析、结果归纳等一系列方法，在前人积累和现代科学技术的基础上，发展成了较完整的系统。

(3)综合了数学、物理等学科的成就，形成了实验的数据处理、误差分析的严格理论体系，并已有效地指导着实验的各个环节使之顺利进行。

(4)为解决各种精确测量和精密实验中的实际问题，综合利用了多学科、多专业技术的交叉，形成了实验物理学的独立科学技术体系。

三、电磁学实验课的要求

电磁学实验中，多数实验要涉及电学线路。为了正确地连接线路和进行操作，现提出如下要求：

(1)看懂电路图，把电路中的符号与实物对号，弄清电路中各器件的性能，并能正确使用。

(2)按照电路图摆放器件时，把读数的仪器放在离观察者最近的地方，把需经常调节的仪器放在便于操作的地方。

(3)把所有的开关打开。用作限流的滑线变阻器的阻值取最大；用作分压的滑线变阻器的阻值取最小。直流稳压电源、调压变压器等仪器的电压输出旋钮应逆时针旋转到底，使输出电压为零。对多量程的电流表、电压表要选择合适的量程。

(4)连接电路时可采用回路接线法，即从电源正极出发，沿着电流的方向依次接线，接好一个回路，再接下一个回路，直至完全接完。

(5)电路接完后须仔细核对，然后经教师检查后方可接通电源，接通电源后应注意观察电路中各器件，如有异常应立即切断电源，重新检查电路。在实验过程中要改接电路必须先断开电源。

(6)电路正常后，不要匆忙测读数据，先全面观察，看是否达到预计实验范围，观察整体的规律，并考虑实验数据应如何合理分布，完成观察后再测读数据。

(7)做完实验后不要忙于拆线路，应先分析数据是否合理，有无漏测和可疑数据，必要时及时重测或补测。确认无误后方可拆线。拆线前应先将电源电压调至为零，然后切断电源开关，再开始拆线，并整理好仪器用具。

四、光学实验预备知识

光学实验有两个突出的特点。其一是光学仪器和零件加工精密且容易损坏;其二是光学实验系统的调节比较严格,操作比较困难。为了帮助学生在妥善地保护仪器的前提下正确使用仪器,真正学好光学实验理论与技术,特安排"光学调整技术"和"光学仪器的使用和保养"两项内容作为预备知识。

(一)光学调整技术

在光学实验中,调整光学仪器和装置十分重要,经常要完成的调整工作有以下几项:

1. 光学仪器的校准

光学仪器校准有被校准、自校准和互校准三种方法。被校准就是由一个作为基准的仪器校验待校准的仪器。如用一架已经对向无穷远的望远镜校准平行光管,使之出射平行光就是被校准过程。被校准是应用最多的校准方法。在光学系统调节中首先弄清哪个是基准,对谁进行调节,应该出现什么现象,然后再动手操作,就会取得事半功倍的效果。

自校准是应用自身的设置校准自身状态的一种方法。最典型的例子就是自准直平行光管(或者准直望远镜)的自准调节过程。

互校准是指待校准的双方均未达到标准状态,而又根据二者之间的相互关系进行校验的调节方法。比如,在平行光管调节中,一边调分划中心的横向位置,一边调反射镜的角度,使分划中心处于光轴上的调节就是一例。因为在互校准的过程中,谁都不处于标准状态,因此必须采用互为参照,相互逼近的调节方法(有时简称各调一半法)。

2. 光学元件的共轴调节

(1)在光具座上应用激光做实验,调节要领为:以导轨为准,调节激光束的方向平行于导轨。用一光屏检查,当光屏沿导轨平稳地移动较长一段距离时,若屏上激光斑点的中心位置不变,则表明调节达到要求。

以激光束为准,依次放置并调节各元件共轴。元件要保持正直(根据目测判断)。

(2)在光具座上采用普通光源做实验(以正透镜成像为例)应以光具座的导轨为准。调节要领为:目视调节,使光源、物体、透镜和光屏的中心大致等高共线,各元件均不倾斜。

适当改变物、镜、屏的相对位置,使屏上出现清晰放大的(或缩小的)物体的像。然后平移透镜,使屏上再次出现缩小(或放大)的物体的像。若两次成像的中心位置不变,说明系统共轴。

(3)安排二维光路(如全息照相光路)要领为:以平台面为准,调激光光束的俯仰,使光束平行于台面。要求当光屏在滑动较长的一段距离时,屏上光斑的中心应保持同一距离。放置其他元件时,应使经反射或折射后的光束保持原高度,经透镜扩束形成的光维轴线亦保持原高度。

(4)一个光学系统常常包括主机和附件两部分,或者一个复杂的光学系统中有一部分元件构成一个固定的光学系统。在这种情况下,共轴调节应以主机光路或固定系统的光路为基准,使其他元件处在主机光路(或固定光路)的光轴上,如调节光谱仪器的照明光路时,即应以仪器的内光路为准,先放光源,后放聚光镜。检查各元件是否与仪器共轴,可由出射光谱线的明亮程度判断。

3. 判断像的准确位置

按照高斯物像公式，像与物是共轭的，只有在共轭像面上才能得到理想的像。但是，由于成像元件的口径有限(即成像光束的孔径角有限)，人眼的分辨能力有限(约分辨 $1'$ 的视角，相当于在明视距离处 0.07mm 的距离)。即使把接收实物的屏幕放在比共轭像面稍前(或稍后)一点的位置上，肉眼仍能观察到清晰的像。处在共轭面附近，能够得到清晰像的这个纵深范围就是成像系统的实际焦深(焦深的大小和观察者对像的分辨能力有关。当用高分辨率仪器观察时，焦深会大大缩小)。为了准确地定出共轭像面位置，必须有意识地找到焦深范围，即向前向后移动光屏，找到两个像开始变模糊的位置。两位置之间的距离即为焦深。焦深范围的重点就是共轭像面的位置。

4. 测量显微镜的调焦和使用

测量显微镜一般是立式的。它的镜体包括物镜和目镜。在目镜的前焦面附近装有十字形分划板，测量中用它来瞄准待测目标。由于被观察的目标到物镜的距离(称为工作距离)很短(略大于物镜的截距)，因此物距的轻微改变就能引起最终的长距离移动。这给调焦带来了困难，经常会出现找不到目标像甚至使镜头撞击目标的现象。正确的调焦方法是：

(1)调节光源及反射镜位置，照亮目标，使目标的反射光或透射光能进入显微镜。

(2)旋转(或推拉)目镜，直到能清晰、舒适地观察到十字分划的像，这称为视度调节。

(3)在镜侧监视，将镜体缓缓下降，直至刚刚不接触目标为止。

(4)经目镜观察视场，并慢慢地转动调焦手轮使镜体升起，当看到模糊的目标像时应仔细调节，直至目标像清晰且和十字分划无视差。

测量显微镜测量长度是依靠螺旋推进器带动镜体(或放置目标的载物台)沿导轨横向移动实现的。为了测出两平行线间的距离，必须使平行线垂直于导轨方向。为此，可先使十字分划的横线平行于导轨。做法是：

(1)将一张画有直线的白纸放在物台上。通过显微镜观察并调节直线位置，使十字丝叉重合在直线上。

(2)转动螺旋推进器，若叉丝离开直线，再调整直线位置，仍使二者重合。

(3)重复(2)的操作，直至转动推进器时，叉点能够沿直线从一端运动到另一端，直线便平行于导轨。

(4)将十字丝横线转至和直线平行。

(5)当测量两平行直线的间隔时，只需要将平行线调至和十字分划竖线平行即可。为了测量一个圆的直径，只要沿着同一方向转动推进器手轮。依次使竖分划线和两端的圆弧相交于一点。

(二)光学仪器的使用和保养

(1)光学仪器应在洁净、干燥的环境中使用和保存，温度也不宜过高。

(2)仪器放置时要注意仪器箱的内壁结构以及各部件的安放位置和方位。取出时先取附件(如镜头、试管箱、变压器等)后取主机；放回时先按原来的状态放置主机而后放置附件。

对备用仪器要装箱或加罩，并定期检查和保养。仪器箱(或仪器壳)内的干燥剂要及时烘干，以保持去潮能力。在活动的金属部件间隙可滴入少量的润滑油。

(3)换仪器位置之前必须把所有可能脱落的部件取下。搬动时要注意施力点的位置，并轻起轻落，安放要稳妥。

(4)用光学仪器时须首先弄清其结构、原理和操作方法。要做到不该调节的部件不调，应该调节的部件也要适量。调节时一般不用太大的力气，调不动时应查找原因。使用仪器的专用灯泡要特别注意它对电源的要求。

(5)不触摸光学仪器或零件的光学表面(即经过抛光或镀膜的透光面和反射面)。夹持透镜、面镜、光栅等边缘，拿取棱镜要捏上下底。

(6)不要对着光学仪器或零件哈气，以防含有机物的水汽污染光学表面。

(7)为了保持仪器的良好性能，不具备装调和检验条件时，绝不可拆卸仪器，也不得用手或其他东西捅光学镜筒，以防损坏筒内的精密设施(如叉丝、分划板、反光片、小棱镜等)。

(8)发现仪器零件的表面不清洁时，切不可随意地找些纸或布(如手帕)擦拭。如要处理可按下述方法进行：

① 用汽油或酒精擦去金属部件或保护玻璃上的油污(切勿将溶液渗入镜头中间，以防损坏镜头表面的敷膜或使胶合透镜开胶)。

② 用橡皮吹风机除掉镜头表面上的纤维或浮灰。

③ 未镀膜的光学表面上如有附着力不强的斑点，可用专用镜头刷、镜头纸或麂皮等柔软清洁的材料轻轻拂去。压力不宜过大，也不要重复擦拭，以防中间的砂粒划伤光学表面。

④ 抛光的玻璃表面(如某些镀膜面)上如有油污、斑痕，可用50%的无水乙醇与50%的无水乙醚混合液处理。首先用脱脂棉球蘸一下溶液，并在洁净的纱布上挤去多余的液汁(液汁过多不易干燥，还会留下擦痕)，沿着一个方向轻轻擦拭一部分表面，而后再用棉球的另一侧擦拭其他部分(切勿重复使用)。

⑤ 狭缝刀口上如有纤维或灰尘，可用细软的小木条(如削尖的火柴棒)清理。

上述五条仅适用于处理一般光学仪器和元件。对全息光栅、用晶体材料加工成的透镜或棱镜等特殊元件，应采用特别的方法处理。

五、物理实验的过程

从教学法方面来说，学习方法大致可分为前后两大阶段：前期为启蒙阶段，学习以“模仿”为主，初步学会实验的工作方法，把基础打扎实；后期逐步转移到独立工作能力的培养方面。为此，本教材在编写上也有所侧重，前期写得比较详细，后期着重写明原理和实验方法的思路，而详细的实验步骤则要自行考虑。同时，还安排了一些设计性实验，以利于实验工作能力的培养。

实验与听课不同，它的特点是同学们在教师的指导下自己动手，独立地完成实验任务。通常，每个实验的学习都要经历三个阶段。

1. 实验的准备

实验前必须认真阅读教材，做好必要预习，才能保质、保量、按时完成实验。同时，预习也是培养阅读能力的学习环节。阅读时要以实验目的为中心，搞清楚实验原理(包括测量公式)、操作要点、数据处理及其分析方法等;要反复思考实验原理、仪器装置及操作、数据处理等方面如何达到实验目的。做物理实验应始终在明确的理论指导下进行。预习时要尽量精心构思,写出简明的预习报告,内容包括:目的、原理摘要、关键步骤、数据记录表格等。

2. 实验的进行

内容包括仪器的安排与调整,观察实验现象与选择测试条件,读数与数据记录,计算与分析实验结果,以及误差估算等。

进入实验室,要遵守实验室规则。实验过程中对观察到的现象和测得的数据要及时进行判断,判断它们是否正常与合理。实验过程中可能会出现故障,在教师的指导下,分析故障原因,学会排除故障的本领。实验完毕,做好仪器设备的整理工作。

3. 编写实验报告

编写实验报告,这是完成一个实验题目的最后程序,也是对实验进行全面总结分析的一个过程,必须予以充分的重视。通常实验报告分为三部分。

第一部分:实验目的和原理。

目的:说明本实验的目的。

原理:在理解的基础上,用简短的文字扼要地阐述实验原理,切忌整篇照抄,力求做到图文并茂,画出原理图、电路图或者光路图。写出实验所用的主要公式,说明式中各物理量的意义和单位,以及公式适用条件(或实验必要条件)。

第二部分:实验记录。此部分在实验课上完成,包括下列内容:

(1)仪器:记录实验所用主要仪器的编号和规格。记录仪器编号是一个很好的工作习惯,便于以后必要时对实验进行复查。记录仪器规格可以使同学们逐步熟悉它,以培养选用仪器的能力。

(2)过程:实验内容和观察现象记录。

(3)数据:数据记录应做到整洁、清晰而有条理,便于计算与复核,达到省工、省时的目的。在标题栏内要注明单位。数据不得任意涂改。确定测错而无用的数据,可在旁边注明“作废”字样,不要任意删去。

第三部分:数据处理与计算。

此部分在实验后进行,包括进行数值运算。误差计算要预先写出误差公式。

结果:按较准确形式写出实验结果。在必要时,注明结果的实验条件。

实验讨论及作业:对实验结果进行分析讨论(对实验中出现的问题进行说明和讨论),以及写出实验心得或建议等,完成教师指定的作业题。

实验报告是实验工作的总结,是经过对实验操作和观察测量、数据分析以后的永久性的科学记录。编写实验报告有助于锻炼逻辑思维能力,把自己在实验中的思维活动变成有形的文字记录,发表自己对本次实验结果的评价和收获。实验报告可供他人借鉴,促进学术交流。因此,编写实验报告要求做到书写清晰、字迹端正、数据记录整洁、图表适合、文理通顺、内容简明扼要。

第二节 怎样学好、做好物理实验

普通物理实验是物理专业第一门独立的实验课程，对低年级的学生开设这门课程，不单是物理学的一门实验科学，重要的是物理实验本身有它一套实验知识、方法、习惯和技能，要掌握好这套实验知识、方法、习惯和技能，需要由浅入深，由简到繁加以培养和锻炼，也就是在低年级应打下良好的基础。

由于中学阶段对实验的训练比较薄弱，要学好这门课不但要花气力下工夫，而且要有一定的学习方法，那么，怎样才能学好这门课程呢？

第一，要注意掌握实验中所采用的实验方法，特别是基本的测量方法。基本的测量方法既是经常用到的，也是复杂的测量方法的基础，学习时不但要弄懂它的道理，也要逐步熟悉和记牢。任何实验方法都有它的运用条件、优点和缺点，只有亲自做过实验才能对这些条件、优缺点有较深的印象。

第二，要有意识地培养良好的实验习惯。教材中不少地方叙述应如何记录原始数据和处理数据、注意事项和记录实验的环境条件（如温度、湿度）、安排实验仪器和装置、一般的操作习惯乃至一些操作的姿势等。这些良好习惯是经历很多实验后的总结，它能保证实验安全、避免差错。但是就单个习惯而言，由于它很易明白，不难掌握，反而容易被学生忽视，认为无关紧要。实际上，要真正养成良好的习惯不但要经过多次实验，还要在每次实验中有意识地锻炼自己。

第三，要逐步学会分析实验，排除实验中出现的各种故障。实验最后一般总会有数据结果，这些数据是否正确靠什么去判断？数据的好坏又说明什么？实验结果是否正确？这些问题主要是要靠分析实验本身来判断，即必须分析实验方法是否正确，它带来多大误差，仪器带来多大的误差，实验环境会导致多大的影响，等等。由于普通物理实验的学习对象是大学低年级学生，他们的实践经验很少，也未掌握分析实验的方法。所以，实验时往往由实验室给出标准数据，或者安排一些已有十分确定的理论结果的实验题目，这都是为了帮助学生判断实验结果而设置的。但是学生千万不要误认为实验的目的是做出标准实验数据结果。往往有些学生，当实验数据和理论计算一致时，就会心满意足，简单地认为已经学好了这次实验；而一旦数据和计算差别较大，又会感到失望，抱怨仪器装置，甚至拼凑数据。这两种态度都是不可取的。实际上，任何理论公式都是一定的理论上的抽象和简化，而客观显示和实验所处的环境条件复杂得多，实验结果必然会带来和理论公式的差异，问题在于差异的大小是否合理。所以，不论数据好坏，主要的是要逐步学会分析实验，找出实验成功与失败的原因。

当出现数据不佳时，应该怎样对待呢？首先，要检查自己的操作和读数，这往往需要重复一下关键的操作和读数。最好请老师当场检查和指导。如果操作和读数都正确，那么毛病可能出现在仪器装置上，仪器装置的小毛病和小故障，学生要力求自己动手解决，起码要留意观察老师是怎样动手解决的。即使是仪器装置失灵，也要观察老师是怎样去判断仪器的毛病，怎样修复仪器的。应该说，能否发现仪器装置故障以及修复仪器是实验能力强弱的一个重要表现，学生也要逐步有所提高。

第四，每次实验要掌握好重点。实验是一件实际的工作，除了重点的学习内容外，还会遇到很多零散的问题，做一些枝节的工作。这些工作固然需要做好，但要把它们完全搞清弄懂，短时间内是不可能的。教材中写上“学习重点”，是为了帮助学生注意在该次实验中把主要精力放在什么地方，以提高学习的效率。

本书中每个实验都包括一定的测量内容，通过这些测量使学生体验实验方法和练习操作，并取得必要的数据。在完成规定的测量内容以后，如果还有富余的时间，可以根据自己实验时的具体情况分析一下实验可能存在的问题。例如所用的某个仪器是否可靠？实验条件是否已得到满足？如何予以证实？或者提出对实验内容或仪器的一些小改进，等等。也可以针对问题做进一步实验。除了觉得自己的操作太生疏需要熟悉一下外，一般不必简单地重复。

实验有它自己的特点和规律，要学好实验不是一件容易的事情。希望学生在学习过程中能够不断提高对实验的兴趣，打好基础，把自己培养成为优秀的仪器操作能手。

第三节　误差理论及其应用

一、物理量的测量和实验误差

对物理量进行测量，是物理实验极其重要的组成部分，对某物理量的大小进行测定，实际上就是将此物理量与规定作为标准单位的同类物理量或可借以导出的异类物理量进行比较。例如，物体的质量可以通过与规定用千克作为标准单位的标准砝码进行比较而测得；物体运动速度的测量则必须通过与两个不同的物理量，即长度和时间的标准单位相比较而获得。

现在，国际上规定了长度（米）(m)、质量（千克）(kg)、时间（秒）(s)、电流（安培）(A)、热力学温度（开尔文）(K)、发光强度（坎德拉）(cd)和物质的量（摩尔）(mol)共 7 个物理量的单位作为基本单位。其他物理量的单位则是由以上基本单位按一定的计算关系式导出的，因此称它们为导出单位。如以上提到的速度及以后经常遇到的力、电压、电阻等物理量的单位都是导出单位。

对一个被测物理量，除了用数值和单位来表征它外，还有一个很重要的表征它的参数，这便是对测量结果可靠性的定量估计。这个重要参数却往往容易为人们所忽视。设想，如果得到的一个测量结果的可靠性近乎为零，那么这种测量结果还有什么价值呢？因此，从表征被测量这个意义上来说，其结果可靠性的定量估计与其数值和单位一样，至少具有同等的重要意义，三者是缺一不可的。这里我们将主要讨论有关测量结果可靠性的定量估计及其表示方法。

按测量结果获得的手段来分，可将测量分为直接测量和间接测量；就测量条件是否相同来分，又有所谓等精度测量和不等精度测量之分。

直接测得量：是指一些物理量可以通过相应的测量仪器直接测得。凡由此获得的物理量统称为直接测得量。

间接测得量：是由一些直接测得量通过一定的数学关系式计算出来的量。

等精度测量：对某一物理量，在同样的实验条件下（同一实验者，同一实验仪器，同一实验方法，同一实验环境等等）进行多次重复测量时，多次测得的结果又有所不同。对这类测量，没有任何的理由说某次测量一定比另一次更精确，这样，只能认为每次测量的精确程度是相同的。于是将这种具有同样精确程度的测量称为等精度测量。

不等精度测量：在多次重复测量时，只要上述诸实验条件中任何一个发生了变化，那么在这种情况下进行的测量便是不等精度测量。

严格地说，在实验中，保持实验中间完全相同的多次测量是极其困难的。但是，当某一实验条件的变化对测量结果影响不大，甚至可以忽略不计时，仍可视这种测量为等精度测量。为了简化问题的讨论，这里只限于研究等精度测量的数据处理问题。

测量过程中不可避免地总是存在着误差。这首先表现为，当同样的条件下对同一被测量重复进行测量时，得到的结果一般不会都相同；其次，因受所用仪器准确度及分辨率的限制，获得的结果也不会绝对准确；还有，在测量过程中，被测量往往要对测量仪器施加作用，方能获得测量结果，这便意味着测量过程本身会改变被测量原来的状态，等等。总之，这些都会使测量结果与被测量的真值或实际值之间存在一定的差异。为此，我们定义测量结果 X 与真值 A_0（或实际值）的差为测得量的绝对误差 Δ，有

$$\Delta = X - A_0 \tag{0-1}$$

其中 X 为被测量的实测值，A_0 为被测量的真值。将凡是在一定的时间内，被测量值并不发生变化的真正大小称为真值。鉴于以上所述的种种原因，一般说来，真值是很难被确切测定的。当然，用(0-1)式确定被测量的绝对误差也就成为不可能的了。不过，只有下列情况例外。

1. 理论真值。如平面三角形的三角之和总为180°；直角三角形斜边的平方必等于两直角边的平方和等。

2. 由国际计量人会约定的值可视为近似真值（可把它们作为真值为已知的情况处理）。如前面介绍的基本物理量的单位标准，以及大会决议约定的基本物理量数值等，都可以视为近似真值。

3. 因为通常进行测量时，不可能将所使用的测量仪器逐一直接与国家的或国际的标准相校对，而是经过多级计量鉴定网逐级校对的，因此常用比被校仪器高一级的标准器的量值作为 A_0 的近似真值（也称为实际值）。通常认为，若高一级标准器的误差为被校准仪器误差的 $\frac{1}{3} \sim \frac{1}{20}$，则可视此标准器的量值为被校仪器的近似真值。

4. 在理想条件（无系统误差和无限多次测量）下，多次测量的平均值，可作为近似真值，或称为最佳值。

为了表征测量结果的优劣，除了用绝对误差外，还需要引入相对误差的概念。例如，用螺旋测微计分别测定厚度为2mm和2cm的二平板，测量结果的绝对误差都为0.005mm。显然，以绝对误差来评价以上两个测量结果，优劣程度是相同的。但是如果用绝对误差与测量值本身的比值来评价它们时，则会发现二者有明显的区别，即

$$\frac{0.005}{2} > \frac{0.005}{20}$$

不难判断，厚为2cm的测量结果要比厚为2mm的好。为此，引入以上比值来表示测量结

果的误差,称为相对误差 δ,表示为

$$\delta=\frac{\Delta}{A_0}\times 100\% \tag{0-2}$$

其中 Δ 为测得值的绝对误差,A_0 为其真值(或近似真值)。根据以上的讨论,只有对于具备能求绝对误差的以上三种条件,才可由(0-2)式求其相对误差。由(0-2)式,有时相对误差也称为百分比误差。

若从误差自身的特点和服从的规律来考虑,误差可分为系统误差、偶然误差和过失误差。下面介绍它们的特点。

1. 系统误差、准确度

系统误差是指实验系统(测量系统)在测量过程中和在取得其结果的过程中存在恒定的或按一定规律变化的误差。根据系统误差产生的原因,大致可分为:

(1)测量仪器误差。因受仪器本身准确度及分辨率限制而导致的误差。

(2)方法或理论误差。此乃因使用的实验方法或原理不完备而引起的误差。

(3)环境误差。由于外界环境如温度、湿度、电场、磁场和大气压强等因素的影响而造成的误差。

(4)人为误差。此乃由测量者的感观,特别是眼睛和其他器官不够完善而导致的习惯性误差,而且这种误差的产生和它对测量结果的影响往往因人而异。

(5)装置误差。这是由于测量设备安装得不尽合理,或线路布置得不够妥帖,或接线和仪器调整不当而产生的误差。

由于系统误差的存在直接影响着测量结果的准确性,减弱或消除这类误差才能使测量的结果更加接近真值。因此我们用"准确度"来描述测量结果系统误差的大小。所谓某一测量结果的准确度高,就是说该测量结果的系统误差小;反之,若某一测量结果的准确度低,其系统误差必然大。

2. 偶然误差、精确度

在测量过程中,即使是消除了一切可以消除的系统误差,或是对一切能够改正的系统进行了校正,也还会存在一些不确定的因素。如受人们感官灵敏度的限制,在使用指示仪表重复测量同一量时,很难做到每次的读数都完全一样;仪器分辨率的制约;在测量过程中周围环境会有起伏。此外,还有一些很难避免的偶然因素的干扰,这些都有可能使重复测量的结果不尽相同。一般来说,彼此总会略有差异。对于上述因偶然因素引起的误差称为偶然误差。

偶然误差的存在使每次测量结果与真值相比总是有所偏离,偏大偏小都是可能的。但是随着测量次数的增多,便会发现它们服从一定的统计规律。对此类误差是可以用严格的数学理论和方法——概率论的理论和方法去解决的。

偶然误差反映的是一组测量结果的反复性和离散性,对此,我们用"精密度"来描述。如果某被测量经过多次重复测量,其值彼此间很接近,差异很小,说明此组测量结果重复性好,或者说测量的精密度很高;反之,若对同一量进行多次测量,所得数值极为分散,彼此相差很大,则说该组测量重复性差,也即精密度低。

3. 过失误差

这种误差纯属因实验者的粗心而在测量过程或计算过程中发生错误所致。所以，这类误差也称为粗差。显然，只要实验者细心测量，正确记录和处理数据，这种误差是完全可以避免的。

二、测量结果的一般表示、有效数字及其近似运算法则

（一）测量结果的一般表示

原则上，测量结果一般可以表示为

测量结果值±系统误差±偶然误差

对上面表示的三部分简要说明如下。

1. 测量结果值的表示

按单次及多次测量分，有以下两种不同表述方法：

(1)单次测量结果即用该次测得值来表示。

(2)多次测量结果则以多次测量结果的算术平均值来表示。等精度多次测量结果的最可信赖值就是多次测量结果的算术平均值。若用 $X_1, X_2, \cdots, X_n$ 表示该组测量的 n 次测得结果，则由上述结论知这组测量的最可信赖值可写成

$$\overline{X} = \frac{\sum_{i=1}^{n} X_i}{n} \tag{0-3}$$

这里 $\overline{X}$ 为该组测量的算术平均值。可以证明当测量次数趋于无穷多，且在测量过程中不存在系统误差及过失误差时，由(0-3)式表示的算术平均值将趋于被测量的真值。因此，常以算术平均值作为真值未知的一组测量结果的近似值。为了说明各次测得值与算术平均值的偏离，并与(0-1)式给出的绝对误差相区别，引入绝对偏差(残差)的概念，以 v_i 表示，则有

$$v_i = X_i - \overline{X} \tag{0-4}$$

此处 X_i 为某次测量的测得值。同样也可以定义相对偏差 δ_i：

$$\delta_i = \frac{v_i}{\overline{X}} \tag{0-5}$$

上式若以百分数表示，便称其为百分比误差。

2. 关于偶然误差的表述

偶然误差的表达方式有多种，作为初次接触，这里只介绍其中一种最简单的表达方式——以平均绝对偏差表示多次测量的偶然误差。对一组 n 次测量，定义平均绝对偏差为各次测量值的绝对偏差绝对值的平均值，以 η 表示，即

$$\eta = \frac{\sum_{i=1}^{n} |v_i|}{n} \tag{0-6}$$

误差理论指出，在测量次数 n 不是很小的情况下($n \geqslant 15$)，η 相当于算术平均值的偶然误差的最大误差。需要指出的是，(0-6)式给出的平均绝对偏差并不是严格由概率论推出的结果，引入此式完全是为了初学者便于接受。在测量次数比较少时如 $n=5$，经过

计算得知它表示结果在此范围内的可信程度为80%。

3. 系统误差的表达

在最后结果表达式中的系统误差一般应包括以下两部分：

(1)数值和符号可以确定的系统误差。这类系统误差是可以计算或者测量得到其数值和符号的，从而可对测得结果直接加以改正，因此也将这类系统误差称为改正值。

(2)误差范围能够确定的系统误差。这类系统误差的具体数值和符号难以确定，但其误差范围是可以确定的。我们称它为仪器最大系统误差(系统不确定度)，而这最大系统误差往往可以通过所用仪器的准确度加以确定。

4. 测量结果的精确度

前面已经指出，准确度是表征测量结果中存在的系统误差大小的量度；精密度则是表征测量结果的偶然误差大小的量度。准确度和精密度是从不同的侧面描述测量结果的量，若要对测量结果作出全面评价，二者是缺一不可的。因为任一测量结果总会存在系统误差和偶然误差，所以必须将二者结合起来，方能全面描述结果，故引入精确度来全面评价一组测量结果。

5. 测量结果的数字表示

一个实验结果的数字表示应取决于该结果的误差。计算工具的选择也应以误差的大小来确定。如某一测量结果用6位数字显示的计算器求出的值是21.3204，如其误差为±1.4，由此得该结果的位数不应取6位，而应取3位，即写作21.3±1.4。又如另一测量结果为123，其误差为±0.05，显然，它应表示成123.00±0.05，而不能写成123。对前一例，若以计算器给出的读数作为最终结果的数字表示(即写成21.3204)，这无疑是夸大了测量结果的精确度；而对后例，把结果写成123，而不是123.00，则大大降低了测量结果的精确度。因此必须以结果的误差来确定其数字表示的位数。

(二)有效数字

由上所述，当以数字表示测量结果时，其位数的多寡应由测量值本身的误差来确定。若测量结果从第某位起开始有误差，则自第一位非零数位算起，直到开始有误差的该位为止(包括该位)的各数均称为有效数字。

如上面的例子中，测量结果表示为123.00±0.05，可以看出，结果的误差发生在小数点后第二位上，因此该测量结果应认为有5位有效数字。又如某测量结果为0.002384，其绝对误差为±0.000012，我们认为它有3位有效数字。因为根据有效数字的定义，2以前的3个零都不是有效数字；另外，从结果的误差可见，从小数点后第五位就开始有误差，因此，结果中小数点后第六位的4就不应算作有效数字，所以我们只能认为结果有3位有效数字。再如测量结果为2.3×10^3，而其绝对误差为±0.2，先将测量结果表示成$(2.3000\pm0.0002)\times10^3$(这里需要说明的是，当将结果用误差形式来表示时，结果的最后一位与误差的数位对齐)。根据定义，该结果的有效数字为5位。

在直接测量中，如何根据使用的测量仪器，正确地用有效数字表示测得结果呢？总括以上讨论，我们得到以下两种结论：

(1)对于依次直接测得量，一般情况下，应按仪器或量具的最小分度决定该结果的有效数字位数。对于长度量或可化为长度量的测量，一般要估读到该测量仪器的最小刻度的下一位。如用米尺进行测量，则应估读到$\frac{1}{10}$mm，若用最小刻度为1℃的温度计测量，读数时应估读到$\frac{1}{10}$℃。至于在使用附有副尺的量具时，则应视副尺刻线间距离确定如何读数。如使用最小分度为$\frac{1}{10}$mm的卡尺，至少还可以估读到0.05mm；而若使用最小分度为$\frac{1}{50}$mm的卡尺，因副尺刻度比较密，便可以其最小分度作为估读的范围。从对测量结果产生误差的影响来说，最小分度为$\frac{1}{10}$mm的卡尺（其误差可认为是±0.05mm）与最小分度为$\frac{1}{50}$mm的卡尺（其误差可认为是±0.02mm）是无重大区别的。因为，用它们去测量同一被测对象时，所得结果的有效数字位数是相同的。

(2)凡是多次测量的直接测得量，其算术平均值的有效数字位数，可由该组测量的平均绝对误差来确定。

对于间接测得量的有效数字，则应根据其误差（包括系统误差和绝对误差）来确定，即取最后结果的数字与其相应的误差对齐。而误差的数字，一般取1～2位即可以了。

(三)有效数字的近似计算法则

在实验中，大量遇到的是间接测得量，这样就不可避免地要对测得量施以各种运算。下面介绍一种近似计算法则，利用它既可以简化计算，也能近似地确定出结果的有效数字位数，而这样做同先计算其误差后再确定有效数字位数的办法相比，出入并不大。

1. 加、减运算近似计算法则

(1)先找出参与运算的误差最大的数据，并用有效数字表示它。

(2)以该数据的最后一位为标准，将其他的数据排成竖式进行简化，即按舍入奇偶法则处理，可多保留一位。

(3)对简化后的各数进行加、减运算。将误差最大的有效数字的末位作为结果的有效数字的末位，余数按舍入奇偶法则处理。

2. 乘、除运算近似计算法则

(1)先找出参与运算的有效数字位数最少的数据。

(2)以该数的有效数字位数为准，简化参与运算的其余各数的有效数字位数（包括常数），可多保留一位，多余位数按舍入奇偶法则处理。

(3)进行乘除运算，计算结果的有效数字位数和参与乘除的各数据中有效数字位数最少的位数相同。多余位数按舍入奇偶法则处理。

3. 乘方、开方的有效数字位数与底数的有效数字位数相同。

4. 三角函数的有效数字位数与相应的角度（以弧度为单位）的有效数字位数相同。

5. 自然对数的有效数字位数与真数的有效数字位数相同；而以10为底数的对数，其尾数的有效数字位数与真数的有效数字位数相同。

在结束有效数字及其近似计算法则的讨论时，仍需强调以下几点：

(1)“0”在数字中间或数字后面都是有效数字。例如，1.005，125.0，13.00这些数字中的"0"都是有效数字。特别要注意数字 1.0 与 1.00 的意义是不同的,两者误差不同,所反映的精确度也不同。

(2)数字的位数与单位无关。例如 $L=1.2\text{cm}$,若以米来作单位,就应表示为 $L=0.012\text{m}$;而以 μm 作单位,就应表示为 $L=1.2\times10^{4}\mu\text{m}$。但决不可写成 $L=12000\mu\text{m}$。由此例可知,当数字很大和很小,且有效数字位数又较少时,用 10 的方幂来表示比较方便。例如地球质量 $M=5.96\times10^{24}\text{kg}$,电子的电荷 $e=-1.6022\times10^{-19}\text{C}$ 等等,其中有效数字的部分是指 10 的方幂的系数部分,并且一般规定小数点点在第一位数字后面;而整个数字的数量级则用 10 的方幂体现出来。

(3)有效数字计算中,多余位数一律按舍入奇偶法则加以简化。例如 32.1348 取 4 位时为 32.13,取 5 位时为 32.135。又如 26.175 和 26.165,取 4 位时分别为 26.18 和 26.16。

(4)参与计算的常数,如 π,e,$\sqrt{2}$,$\frac{1}{2}$等,其有效数字可认为是无限的,在计算中需要取几位就取到几位。

(5)为了避免因舍入过多而带来附加误差,在运算过程中的有效数字位数可多保留一位,但在最后结果中,一般只保留一位可疑数字。(0-1)～(0-4)式中所提到的常数,在运算时可照此处理。

(6)有效数字的第一位数字是 8 或 9,在参与运算时可多计一位有效数字。

(7)选取运算工具时,应使其所给出的数字位数不小于测得值的有效数字的位数。否则将因计算工具选择不当而损失有效数字位数,造成测得结果精确度的降低,这是不允许的。但随意扩大结果的有效数字位数也是错误的。

三、图示及图解法

(一)列　表

在记录和处理数据时常常将数据列成表。数据列表可以简单而明确地表示出有关物理量之间的对应关系,便于随时检查测量结果是否正确,及时发现问题和分析问题,有助于找出有关量之间的规律性的联系,求出经验公式。

数据列表还可以提高处理数据的效率,减少和避免错误。根据需要,把计算的某些中间项列出来,可以随时从对比中发现运算是否有误,随时进行有效数字的简化,避免不必要的重复计算,利于计算和分析误差,以后必要时可对数据随时查对。列表时应当注意以下几点:

(1)简单明了,便于看出有关量之间的关系,便于处理数据。

(2)必须交代清楚表中各符号所代表物理量的意义,并写明单位。单位写在标题栏中,一般不要重复地记在各个数字上。

(3)表中的数据要正确反映测量结果的有效数字。

(4)必要时加以说明。

(二)图示法

利用图线表示被测物理量以及它们之间的变化规律,这种表示实验结果的方法称为图示法。

1. 图示法的优点

(1)可把一系列数据之间的关系或其变化情况用图线直观地表示出来。作图法是研究物理量之间变化规律、找出对应函数关系、求出经验公式最常用的方法之一。

(2)如果图线是依据许多数据点描出的平滑曲线,则作图法有多次测量取其平均值的作用。

(3)能简便地从图线中求出实验需要的某些结果。例如直线 $y=ax+b$,就可以由图线斜率求出 a 值,由截距求出 b 值,从而求函数值(相加、相减)等。

(4)可以作出仪器的校准曲线。

(5)在图线上,可以直接读出没有进行观测的对应于某 x 的 y 值(内插法);在一定条件下,也可以从图线的延伸部分读出测量数据范围以外的点(外推法)。

(6)图线可以帮助发现实验中个别测量错误,并可通过图线对系统误差进行分析。

(7)在数据计算过程中,也常利用一些计算图表,可以大大提高计算效率。

(8)可把某些较复杂的函数关系用直线表示出来(变量置换法)。因为当函数为非线性关系时,不仅求解困难,而且也很难从图中判断结果是否正确。所以常进行置换变量处理。如把 $P-V$ 图线改为以 P 和$\frac{1}{V}$为轴的 $P-\frac{1}{V}$图线,就变为直线了。

2. 作图规则

(1)作图一定要用坐标纸。

(2)坐标纸的大小及坐标轴的比例,应根据所测得数据的有效数字和结果的需要来定。

(3)标明坐标轴和图名。

(4)在图上标出数据点。

(5)根据情况,把点连成直线、光滑曲线或折线。

(6)求出直线的斜率和截距。

3. 曲线的改直

在实际工作中,有许多函数的形式可以经过适当变换而成为线性关系,即把曲线变成直线。举例如下:

(1)$y=ax^b$　a,b 为常量,则 $\lg y=b\lg x+\lg a$,$\lg y$ 为 $\lg x$ 的线性函数,斜率为 b,截距为 $\lg a$。

(2)$y=ae^{-bx}$　a,b 为常量,则 $\ln y=-bx+\ln a$,$\ln y-x$ 图线的斜率为 $-b$,截距为 $\ln a$。

(3)$y=ab^x$　a,b 为常量,则 $\lg y=(\lg b)x+\lg a$,$\lg y-x$ 图线的斜率为 $\lg b$,截距为 $\lg a$。

(4)$I\omega=C$　C 为常数,则 I 为$\frac{1}{\omega}$的线性函数。$I-\frac{1}{\omega}$图线的斜率为 C。

(5)$y^2=2px$　p 为常量。改写成 $y=\pm\sqrt{2px}$,则 y 为 $x^{\frac{1}{2}}$ 的线性函数。$y-x^{\frac{1}{2}}$ 图线的斜率为 $\pm\sqrt{2p}$。

(6)$y=\frac{x}{a+bx}$　a,b 为常量。改写成 $y=\frac{1}{\frac{a}{x}+b}$,即$\frac{1}{y}=\frac{a}{x}+b$,则$\frac{1}{y}-\frac{1}{x}$图线为一直线,斜率为 a,截距为 b。

(7)$s=v_0t+\frac{1}{2}at^2$　v_0,a 为常量。改写成 $s=\left(v_0+\frac{1}{2}at\right)t$,即 $\frac{s}{t}=v_0+\frac{1}{2}at$,则 $\frac{s}{t}-t$ 图线为一直线,斜率为 $\frac{1}{2}a$。

(8)$t_p=\frac{\sqrt{s^2+h^2}}{v_p}$　h,v_p 为常数。有 $t_p^2v_p^2=s^2+h^2$,即 $t_p^2=\frac{s^2}{v_p^2}+\frac{h^2}{v_p^2}$。作 $t_p^2-s^2$ 图,可求出 v_p 和 h。

四、偶然误差规律及其处理

偶然误差服从一定的统计规律,在数学上可以用概率论来处理。偶然误差具有如下4个特点:

1. 绝对值相同的偶然误差出现的概率相同,即它们的分布是对称的。

2. 由上可知,当测量次数 n 趋于无穷多时,各测得量的偶然误差的和趋于零。其数学表达式为

$$\lim_{n\to\infty}\sum_{i}^{n}\Delta_{ai}=0$$

其中 Δ_{ai} 为第 i 次测量的偶然误差。

3. 绝对值小的偶然误差出现的概率大,绝对值大的出现的概率小,即其分布具有单峰性。

4. 绝对值很大的偶然误差出现的概率趋于零,即其分布是有界的。

如果在实际测量中存在的系统误差可忽略或已被改正,而其中存在的各偶然误差彼此独立和分别对结果影响又很小,这些偶然误差便服从概率统计中的正态分布(高斯分布)。

设对某一测量值 x(其真值为 A)进行多次等精度测量,得到一系列测量结果 x_1,x_2,…,x_n,其相应的偶然误差分别为 Δ_{a1},Δ_{a2},…,Δ_{an},它们的分布曲线可用正态分布(高斯分布)曲线来表示。经过一定的数学处理,上述测量中任一测得值 x_i 在区间 dx 内出现的概率为

$$p(x)=\frac{1}{\sigma\sqrt{2\pi}}\mathrm{e}^{\left[\frac{-(x_i-A)^2}{2\sigma^2}\right]}\mathrm{d}x \tag{0-7}$$

而对应的偶然误差 Δ_{ai} 在区间 dΔ 内出现的概率为

$$p(\Delta_{ai})=\frac{1}{\sigma\sqrt{2\pi}}\mathrm{e}^{\left[\frac{-\Delta_{ai}^2}{2\sigma^2}\right]}\mathrm{d}\Delta \tag{0-8}$$

以上二式中的 $\sigma=\lim\limits_{n\to\infty}\sqrt{\frac{1}{n}\sum\limits_{i=1}^{n}(x_i-A)^2}$ 为描述它们分布曲线宽窄的参量,称为标准误差或均方误差。

通常我们以 $\pm\sigma$ 来描述测量结果的偶然误差。在此情况下,测量结果的置信度为0.683,以百分比表示为68.3%,并取与置信度为99.7%相对应的 $\pm3\sigma$ 作为测量的最大绝对误差。

实际测量的次数是不可能达到无穷大的,而且真值也是未知的。在有限次测量的情

况下，以其相应的算术平均值 $\overline{X}$ 代替真值，引入绝对偏差(或残差)v_i，有

$$v_i = x_i - \overline{X} \tag{0-9}$$

对应的标准偏差，当测量次数趋于无穷时，为

$$\hat{\sigma}_\infty = \lim_{n\to\infty}\sqrt{\frac{1}{n}\sum_i^n v_i^2} \tag{0-10}$$

应当指出，实际上是不会进行 $n\to\infty$ 次测量的，而只能进行有限次测量。此时的误差分布就不再遵循正态分布了。因为有限次测量的算术平均值 $\overline{X}$ 本身也为一随机变量(即对同一被测量，进行不同的有限次测量，各组结果的算术平均值是不会相同的，彼此总会略有差异)。可以证明，这种具有两个独立随机变量的概率分布乃是遵守一种被称为 t 分布的规律；而这种 t 分布，当测量次数趋于无穷时，则趋于标准化的正态分布。经过计算知，服从 t 分布的标准偏差为

$$\hat{\sigma} = \sqrt{\frac{\sum_{i=1}^n v_i^2}{n-1}} \tag{0-11}$$

上式表示的是一组有限次测量的标准偏差，也称为测量列的标准偏差。当以此描述一组测量的误差时，该组测量中任一测得值在区间$[-\hat{\sigma},+\hat{\sigma}]$内的置信概率均为 68.3%。

由于有限次测量的算术平均值也具有随机性，其精密度用该组测量结果的平均值的标准偏差 $\hat{\sigma}_{\overline{X}}$来表示，可以证明

$$\hat{\sigma}_{\overline{X}} = \frac{\hat{\sigma}}{\sqrt{n}} = \sqrt{\frac{\sum_i^n v_i^2}{n(n-1)}} \tag{0-12}$$

由上式可以看出，一组测量的平均值的标准偏差是其测量列的标准偏差的$\frac{1}{\sqrt{n}}$倍，它表明算术平均值在置信区间$[-\hat{\sigma}_{\overline{X}},+\hat{\sigma}_{\overline{X}}]$内的置信概率为 68.3%。

五、系统误差的处理

系统误差的处理较之偶然误差的处理要复杂得多，它要求实验者既要有坚实的理论基础，又要有丰富的实践经验。这里仅就由仪器准确度所限和实验方法、原理不完善而导致的系统误差的处理，概略地介绍一些原则，供参考。

1. 在进行实验前，必须运用已掌握的物理知识，分析实验的设计思想和装置，从而尽可能地预见实验中一切可能产生系统误差的来源，并设法消除或尽量减少对实验结果的影响。

2. 在实验测量中，应尽量采用一些适当的测量方法，以消除或减弱系统误差对测量结果的影响。

3. 在处理实验测量数据时，应设法检验是否存在某种系统误差。

4. 应对尚未消除的系统误差对实验结果的影响作出定量估计，即应估计出大小、正负或数值范围。

一般来说，在任何一次测量中，系统误差与偶然误差是同时存在的，在具体处理上，常常根据其对测量结果影响的程度分别按以下 3 种情况来对待：

1. 系统误差远大于偶然误差，则可忽略偶然误差。此时，测量结果的误差可按系统误差来处理。在这种情况下，对被测量也就无须进行多次测量，一般以单次测量作为测量结果即可。

2. 系统误差比偶然误差小得多，甚至可以忽略，此时测量结果的误差可按偶然误差来处理。

3. 系统误差与偶然误差对测量结果的影响在数值上若为同一数量级，即二者均不可忽略，应按它们本身的规律分别处理。最终对测量结果的误差，应分别表示，即写成两项表示之。

六、直接测得量的数据处理

（一）直接测得量的误差处理

1. 确定和记录使用仪器的最大误差（在正常使用的条件下，由仪器准确度所决定的最大结构误差）。

2. 在正式记录测量数据前，应先进行几次测试（不多于 5 次）。比较这少数次测量结果，观察它们彼此间的差异；若彼此相差不大，且与仪器的最大偶然误差相比小很多时，则偶然误差可以忽略。对这种情况，就无需进行多次测量，只进行单次测量即可。

3. 若经过预先的少数次测量，发现所得的结果彼此相差较大，且相互之间的差异已经超过所用仪器的最大误差，对此情况就需进行多次（原则上至少要等于或大于 10 次）测量，而且测量次数 n 的选取应视这些测得值彼此间相差的多少而定，若彼此相差很大，应适当增加测量次数。其最后结果的偶然误差可用平均值的标准偏差 $\hat{\sigma}_{\overline{X}}$ 表示。

（二）直接测得量结果的表示

1. 单次测量结果的表示

对单次测量，其结果表示为

$$x \pm \Delta_{s,m} + \varepsilon \tag{0-13}$$

这里 x 为单次测得值，$\Delta_{s,m}$ 为由所用测量仪器准确度决定的最大绝对误差，ε 为单次测量中数值和符号均为已知的系统误差。

2. 多次测量结果的表示

对于多次测量，应以该组测量的算术平均值作为测量结果的最可信赖值，而其结果的偶然误差，通常以该组测量的平均值的标准偏差来表示，再考虑存在的系统误差，多次测量的结果应表示为

$$\overline{X} \pm \hat{\sigma}_{\overline{X}} \pm \Delta_{s,m} + \varepsilon \tag{0-14}$$

式中若略去系统误差，以 $\pm\hat{\sigma}_{\overline{X}}$ 作为测量结果的置信限时，置信概率为 68.3%。

若欲提高 $\overline{X}$ 的置信概率至 99.5%以上，当测量次数 $5<n<10$ 时，则应取 $\pm 4\hat{\sigma}_{\overline{X}}$ 作为置信限；若 $n>10$，则应取 $\pm 3\hat{\sigma}_{\overline{X}}$ 作为置信限。与上述置信区间相对应的绝对误差为最大绝对误差，以 $\Delta_{a,m}$ 表示，这时测量结果可以表示为

$$\overline{X} \pm \Delta_{a,m} \pm \Delta_{s,m} + \varepsilon \tag{0-15}$$

(三)坏数据剔除准则

这里只简要介绍 $3\hat{\sigma}$ 准则,这是最简单的检验准则。我们以测量列的标准偏差的 3 倍来检验该组测量数据的好坏。即当该组测量中凡测得值与该组算术平均值的差满足以下不等式者

$$|v_i|>3\hat{\sigma}$$

即可视为是坏数据,并可剔除。

在舍弃坏数据时,决不允许单凭实验者的主观臆断,为了凑得所谓的好数据,任意舍去主观上认为不好的数据。

七、间接测得量的数据处理

(一)间接测得量的最可信赖值及其最大误差

由于各直接测得量存在误差,必然会导致间接测得量产生相应的误差。通常将此称为误差的传递。我们将各直接测得量的误差视作自变量,将间接测得量的误差视为因变量,而且间接测得量与各直接测得量间的关系若已知,便可导出计算间接测得量误差的数学公式。

设 $x_{10},x_{20},\cdots,x_{n0}$ 为各直接测得量的真值,显然间接测得量的真值为

$$y_0=f(x_{10},x_{20},\cdots,x_{n0}) \tag{0-16}$$

又设 $\bar{x}_1,\bar{x}_2,\cdots,\bar{x}_n$ 为各直接测得量的最可信赖值,相应地,

$$\bar{y}=f(\bar{x}_1,\bar{x}_2,\cdots,\bar{x}_n) \tag{0-17}$$

若 $x_1,x_2,\cdots,x_n$ 为各直接测得量的测量值,则间接测得量的结果为

$$y=f(x_1,x_2,\cdots,x_n) \tag{0-18}$$

令 $\Delta x_1,\Delta x_2,\cdots,\Delta x_n$ 分别为各直接测得量 $x_1,x_2,\cdots,x_n$ 的最大绝对误差,则近似有

$$y=\bar{y}\pm\Delta y$$

$$x_1=\bar{x}_1+\Delta x_1,x_2=\bar{x}_2+\Delta x_2,\cdots,x_n=\bar{x}_n+\Delta x_n$$

将 $\Delta y,\Delta x_1,\Delta x_2,\cdots,\Delta x_n$ 视为代数量,则可用"+"号取代"±"号,如此将以上各量代入 $y=f(x_1,x_2,\cdots,x_n)$ 中,将该式在$(\bar{x}_1,\bar{x}_2,\cdots,\bar{x}_n)$处按泰勒级数展开,并略去二阶和二阶以上的小量,得到

$$\bar{y}+\Delta y=f(\bar{x}_1,\bar{x}_2,\cdots,\bar{x}_n)+\frac{\partial f}{\partial x_1}\Delta x_1+\frac{\partial f}{\partial x_2}\Delta x_2+\cdots+\frac{\partial f}{\partial x_n}\Delta x_n \tag{0-19}$$

考虑到式 $\bar{y}=f(\bar{x}_1,\bar{x}_2,\cdots,\bar{x}_n)$,则有

$$\Delta y=\frac{\partial f}{\partial x_1}\Delta x_1+\frac{\partial f}{\partial x_2}\Delta x_2+\cdots+\frac{\partial f}{\partial x_n}\Delta x_n \tag{0-20}$$

从最不利的条件考虑,对上式取绝对值,则得到间接测得量的最大绝对误差为

$$\Delta y_m=\left|\frac{\partial f}{\partial x_1}\Delta x_1\right|+\left|\frac{\partial f}{\partial x_2}\Delta x_2\right|+\cdots+\left|\frac{\partial f}{\partial x_n}\Delta x_n\right| \tag{0-21}$$

而其最大相对误差便为

$$\delta y_m=\frac{\Delta y_m}{\bar{y}}=\left|\frac{\partial f}{\partial x_1}\frac{\Delta x_1}{\bar{y}}\right|+\left|\frac{\partial f}{\partial x_2}\frac{\Delta x_2}{\bar{y}}\right|+\cdots+\left|\frac{\partial f}{\partial x_n}\frac{\Delta x_n}{\bar{y}}\right| \tag{0-22}$$

需要指出,以上二式不仅适用于间接测得量的偶然误差的计算,也适用于计算其系统

误差。在计算时，若函数关系中含加、减运算，则应先计算其最大绝对误差；而函数关系中只含乘、除、乘方和开方等，则应先计算其最大相对误差。下面列出一些常用函数的误差公式。

1. 若 $y=x_1+x_2$，则 $\Delta y=\Delta x_1+\Delta x_2$

2. 若 $y=\frac{x_1}{x_2}$，则 $\delta y=\delta x_1+\delta x_2$，即$\frac{\Delta y}{y}=\frac{\Delta x_1}{x_1}+\frac{\Delta x_2}{x_2}$

3. 若 $y=x_1x_2$，则 $\delta y=\delta x_1+\delta x_2$，即$\frac{\Delta y}{y}=\frac{\Delta x_1}{x_1}+\frac{\Delta x_2}{x_2}$

4. 若 $y=x^n$，则 $\delta y=n\delta x$，即$\frac{\Delta y}{y}=n\frac{\Delta x}{x}$

5. 若 $y=\sqrt[n]{x}$，则 $\delta y=\frac{1}{n}\delta x$，即$\frac{\Delta y}{y}=\frac{1}{n}\frac{\Delta x}{x}$

（二）间接测得量的标准偏差

若一间接测得量 y 与直接测得量 $x_1,x_2,\cdots,x_n$ 有如下函数关系

$$y=f(x_1,x_2,\cdots,x_n)$$

而各直接测得量 $x_1,x_2,\cdots,x_n$ 可表示为

$$x_1=\overline{x}_1\pm\hat{\sigma}_{x_1},x_2=\overline{x}_2\pm\hat{\sigma}_{x_2},\cdots,x_n=\overline{x}_n\pm\hat{\sigma}_{x_n}$$

且这些直接测得量彼此独立无关，它们平均值的标准偏差对最终结果的误差均有自己的贡献，运用误差理论可求出标准偏差

$$\hat{\sigma}_{\overline{y}}=\sqrt{\left(\frac{\partial f}{\partial x_1}\right)^2\hat{\sigma}_{\overline{x}_1}^2+\left(\frac{\partial f}{\partial x_2}\right)^2\hat{\sigma}_{\overline{x}_2}^2+\cdots+\left(\frac{\partial f}{\partial x_n}\right)^2\hat{\sigma}_{\overline{x}_n}^2} \tag{0-23}$$

上式即为间接测得量之最可信赖值的标准偏差计算公式。但要特别注意，应用此公式时，所有参与运算的各直接测得量的误差必须是各算术平均值的标准偏差，切不能以最大绝对误差代入上式运算，也不能以其他不同形式表示的误差代入上式计算。

对于系统误差的传递，若参与运算的项较多，且彼此互无影响，考虑到它们对结果的影响，彼此会有一定的抵偿，也可按下式处理：

$$\Delta y_s=\sqrt{\left(\frac{\partial f}{\partial x_1}\Delta_{x1}\right)^2+\left(\frac{\partial f}{\partial x_2}\Delta x_2\right)^2+\cdots+\left(\frac{\partial f}{\partial x_n}\Delta x_n\right)^2} \tag{0-24}$$

但是，如果其中有些量是彼此相关的，如一长度是用同一米尺两次累积测定的结果，则累积测量结果的误差需按求最大绝对误差的公式来求，而后再与别的独立量一起按上式计算最后结果的系统误差。

（三）间接测得量结果的最终表示

令 y 为欲求的间接测得量，$\overline{y}$ 为其最可信赖值，ε 为可以确定的具有一定符号的系统误差的改正值，$\Delta y_{s,m}$ 为间接测得量的与仪器有关的最大绝对误差（包括仪器的最大绝对误差或可确定误差范围的系统误差），$\hat{\sigma}_{\overline{y}}$ 为间接测得量最可信赖值的标准偏差，$\Delta y_{a,m}$ 为其偶然误差的最大绝对误差，由以上讨论知间接测得量可表示为

$$y=(\overline{y}+\varepsilon)\pm\Delta y_{s,m}\pm\Delta y_{a,m}$$

或

$$y=(\overline{y}+\varepsilon)\pm\Delta y_{s,m}\pm\hat{\sigma}_{\overline{y}} \tag{0-25}$$

除改正值 ε 必须计算外，在计算总误差时，要对 $\Delta y_{s,m}$ 及 $\Delta y_{a,m}$（或 $\hat{\sigma}_{\bar{y}}$）作具体分析。对 $\Delta y_{s,m}$ 及 $\Delta y_{a,m}$ 要作数量级的比较，若 $\Delta y_{s,m} \gg \Delta y_{a,m}$，则 $\Delta y_{a,m}$ 便可略去不计，反之亦然。只有当 $\Delta y_{s,m}$ 与 $\Delta y_{a,m}$ 为同一数量级时，二者才都要计算。

八、误差传递公式应用简介

（一）合理选择仪器

根据间接测得量所允许的误差确定直接测得量的误差，从而达到合理选择仪器的目的。

为了简化讨论，不考虑因实验方法、测量原理不完善所导致的系统误差，并认为测量对象是稳定的。为解决此问题，我们从间接测得量的最大绝对误差计算公式

$$\Delta y_m = \left|\frac{\partial f}{\partial x_1}\Delta x_{1m}\right| + \left|\frac{\partial f}{\partial x_2}\Delta x_{2m}\right| + \cdots + \left|\frac{\partial f}{\partial x_n}\Delta x_{nm}\right| \tag{0-26}$$

和

$$\delta y_m = \left|\frac{\partial f}{\partial x_1}\frac{\Delta x_{1m}}{\bar{y}}\right| + \left|\frac{\partial f}{\partial x_2}\frac{\Delta x_{2m}}{\bar{y}}\right| + \cdots + \left|\frac{\partial f}{\partial x_n}\frac{\Delta x_{nm}}{\bar{y}}\right| \tag{0-27}$$

出发，以上二式中 Δy_m 和 δy_m 分别为间接测得量 y 的最大绝对误差和最大相对误差，而 $\Delta x_{1m}, \Delta x_{2m}, \cdots, \Delta x_{nm}$ 为各直接测得量的最大绝对误差。由以上二式看出，若只给定 Δy_m 或 δy_m，欲求出各直接测得量的最大绝对误差 $\Delta x_{1m}, \Delta x_{2m}, \cdots, \Delta x_{nm}$，或相对误差都是不可能的。为了使这类问题有解，我们做一个原则上的约定，即约定每个直接测得量的误差对最后结果误差的贡献是等同的。据此，并由以上二式可得到以下结果：

$$\left|\frac{\partial f}{\partial x_1}\Delta x_{1m}\right| = \left|\frac{\partial f}{\partial x_2}\Delta x_{2m}\right| = \cdots = \left|\frac{\partial f}{\partial x_n}\Delta x_{nm}\right| \leqslant \frac{\Delta y_m}{n} \tag{0-28}$$

$$\left|\frac{\partial f}{\partial x_1}\frac{\Delta x_{1m}}{\bar{y}}\right| = \left|\frac{\partial f}{\partial x_2}\frac{\Delta x_{2m}}{\bar{y}}\right| = \cdots = \left|\frac{\partial f}{\partial x_n}\frac{\Delta x_{nm}}{\bar{y}}\right| \leqslant \frac{\delta y_m}{n} \tag{0-29}$$

我们将由此二式表达的原则称为误差等传递原则。当人为地引入了这一原则以后，上面提到的问题便迎刃而解了，即可由以上二式分别求出各直接测得量的最大绝对误差和最大相对误差。它们分别为

$$\Delta x_{1m} \leqslant \frac{\Delta y_m}{n\left|\dfrac{\partial f}{\partial x_1}\right|}, \Delta x_{2m} \leqslant \frac{\Delta y_m}{n\left|\dfrac{\partial f}{\partial x_2}\right|}, \cdots, \Delta x_{nm} \leqslant \frac{\Delta y_m}{n\left|\dfrac{\partial f}{\partial x_n}\right|}, \tag{0-30}$$

$$\delta x_{1m} \leqslant \frac{\bar{y}\cdot\delta y_m}{n\left|\dfrac{\partial f}{\partial x_1}\right|x_{1m}}, \delta x_{2m} \leqslant \frac{\bar{y}\cdot\delta y_m}{n\left|\dfrac{\partial f}{\partial x_2}\right|x_{2m}}, \cdots, \delta x_{nm} \leqslant \frac{\bar{y}\cdot\delta y_m}{n\left|\dfrac{\partial f}{\partial x_n}\right|x_{nm}} \tag{0-31}$$

对比以上二式，使用起来还是由第一个式子确定各直接测得量的绝对误差较为方便。应用该式求解时，只要给定 $y=f(x_1, x_2, \cdots, x_n)$ 和 Δy，便能得到答案。

（二）关于测量最佳条件的确定

所谓测量最佳条件的确定，就是选取合适的测量条件，使得最后结果的相对误差最小。用数学语言来说，就是将测量结果的相对误差看作是各直接测得量的函数，而后求当此函数取极小值时一些直接测得量所应满足的测量条件。当然并非在所有实验测量中，都能照此原则求出最佳测量条件，但却能给人们以启示，如何运用这一方法，研究实际测

量中的最佳条件。

设一间接测得量 $y=f(x_1,x_2,\cdots,x_n)$，它的最大相对误差可由下式确定：

$$\delta y_m=\left|\frac{\partial f}{\partial x_1}\frac{\Delta x_{1m}}{\bar{y}}\right|+\left|\frac{\partial f}{\partial x_2}\frac{\Delta x_{2m}}{\bar{y}}\right|+\cdots+\left|\frac{\partial f}{\partial x_n}\frac{\Delta x_{nm}}{\bar{y}}\right| \tag{0-32}$$

显然 δy_m 仍是各直接测得量 $x_1,x_2,\cdots,x_n$ 的函数，当各量的测试方法及仪器选定之后，$\Delta x_{1m},\Delta x_{2m},\cdots,\Delta x_{nm}$ 便与各直接测得量无关，可作为常数处理。于是可对 δy_m 求各直接测得量的一阶导数并使之为零，即根据求极值条件列出以下方程式：

$$\left.\begin{aligned}&\frac{\partial}{\partial x_1}(\delta y_m)=0\\&\frac{\partial}{\partial x_2}(\delta y_m)=0\\&\vdots\\&\frac{\partial}{\partial x_n}(\delta y_m)=0\end{aligned}\right\} \tag{0-33}$$

将以上各方程求解出的极值代入 δy_m 的二阶导数，视其是否满足 $\frac{\partial^2}{\partial x_i^2}(\delta y_m)<0$，从而确定是否存在极小值，若存在极小值，则由上式得出的极值条件便为所求的最佳条件。

九、最小二乘法简介　曲线模拟　逐差法

(一)最小二乘法基本原理

这种方法应用的条件为：

1. 严格说它只适用于各测量数据的误差服从正态分布的情况。

2. 对于测量数据误差的分布近似服从正态分布，或它所服从的分布规律与正态分布相差不大；或者虽为其他分布但是各数据点的测量误差都很小。

对以上几种情况，在实际中均可运用最小二乘法。

最小二乘法的基本原理：

在满足上述条件的情况下，一组等精度测得值的最可信赖值是当各测得值的偏差平方和为最小时对应的值(需要说明的是，对非等精度测量，只要满足上述条件，最小二乘法也是适用的)。

证明如下：

设各直接测得值分别为 $x_1,x_2,\cdots,x_n$，而以 x_0 表示这组测得值的最可信赖值，则各测得值的偏差可分别表示为

$$\left.\begin{aligned}&x_1-x_0=v_1\\&x_2-x_0=v_2\\&\vdots\\&x_n-x_0=v_n\end{aligned}\right\} \tag{0-34}$$

若本组测量服从正态分布，则 x_1 在区间 dx_1 中出现的概率为：

$$P_1=\frac{1}{\sigma\sqrt{2\pi}}\mathrm{e}\left[\frac{-(x_1-x_0)^2}{2\sigma^2}\right]\mathrm{d}x_1$$

同理，$x_2,\cdots,x_n$ 在相应区间 $dx_2,\cdots,dx_n$ 中出现的概率为：

$$P_2=\frac{1}{\sigma\sqrt{2\pi}}e\left[\frac{-(x_2-x_0)^2}{2\sigma^2}\right]dx_2$$

$$P_n=\frac{1}{\sigma\sqrt{2\pi}}e\left[\frac{-(x_n-x_0)^2}{2\sigma^2}\right]dx_n$$

由于各测得值 $x_1,x_2,\cdots,x_n$ 彼此独立，所以它们同时在区间 $dx_1,dx_2,\cdots,dx_n$ 中出现的概率（按概率乘法定理）可表示为

$$P=P_1P_2\cdots P_n=\left(\frac{1}{\sigma\sqrt{2\pi}}\right)^n e\left[\frac{-1}{2\sigma^2}(v_1^2+v_2^2+\cdots+v_n^2)\right]dx_1dx_2\cdots dx_n$$

因为欲求的是该组测量的最可信赖值，根据正态分布规律知道误差小的测得值比误差大的测得值出现的概率大得多，并且随着测量次数的增加，这一点变得更为明显。由此可知与概率最大值相对应的必为该组测得结果的最可信赖值。而由上式看出为使概率 P 值最大，就必须使 $v_1^2+v_2^2+\cdots+v_n^2$ 为最小。这就是通常所说的最小二乘法的基本原理。

由此定理可直接导出：一组直接测得量的最可信赖值即为各测得值的算术平均值。

证明如下：

将式 $v_1^2+v_2^2+\cdots+v_n^2$ 最小，写成

$$(x_1-x_0)^2+(x_2-x_0)^2+\cdots+(x_n-x_0)^2=\text{最小}$$

这就意味着对 $(x_1-x_0)^2+(x_2-x_0)^2+\cdots+(x_n-x_0)^2$ 求极值，即对上式取一阶导数，并令其为零，从而得到

$$(x_1-x_0)+(x_2-x_0)+\cdots+(x_n-x_0)=0$$

由上式很容易求出

$$x_0=\frac{1}{n}(x_1+x_2+\cdots+x_n)=\frac{1}{n}\sum_{i=1}^{n}x_i$$

（二）用最小二乘法拟合具有线性关系的曲线或确定具有线性关系的常数参量

从含有 2 个常数参量的线性关系入手。设一测得量 y 与另一测得量 x 满足以下关系

$$y=a+bx$$

其中 x 和 y 均可通过实验直接测得。通过作图将此线性关系直观地表示出来，进而利用图解法，求出满足此直线方程的常数参量即截距 a 和斜率 b。如上面指出的那样，由作图而拟合的直线是否为最佳直线或用图解法由该直线求出的常数参量是否为最可信赖的呢？这些问题是值得研究的。用目测法获得的结果毕竟包含了相当多的主观因素，能否消除这些主观因素的影响从而获得客观的令人满意的结果呢？答案是肯定的，这就需要求助于最小二乘法。

当我们将测得的实验数据 (x_i,y_i) 表示在图上时，设各点的分布都在某一直线附近。怎样由这些实验点拟合成一最佳直线呢？根据最小二乘法基本原理，若能找到这样一条直线，即使得各测量点与此直线的偏离的平方和为最小。从几何意义上说，就是使各点到此直线的垂直距离的平方和为最小，用数学语言可表示为

$$\sum_{i=1}^{n}v_i^2=\sum_{i=1}^{n}[(\Delta x_i)^2+(\Delta y_i)^2]=\text{最小} \tag{0-35}$$

其中 v_i 是第 i 个点到此直线的垂直距离，Δx_i 和 Δy_i 分别为第 i 个点的 x 分量和 y 分量的误差。当满足以上条件时，则找到的这条直线就是所求的最佳直线。

怎样确定满足上述条件的最佳直线呢？设有 n 个测量点，即 $i=1,2,\cdots,n$，显然，若变量 x,y 之间满足线性关系的话，这些测量点均应满足方程式 $y=a+bx$，故有

$$\left.\begin{aligned}&a+bx_1=y_1\\&a+bx_2=y_2\\&\cdots\\&a+bx_n=y_n\end{aligned}\right\}\tag{0-36}$$

我们将上式称为测定方程组。由此方程组看出，只要能确定直线方程的常数 a 和 b 的最可信赖值 a_0 和 b_0，则最佳直线便唯一地确定了。但怎样从 $n(n>2)$ 个测定方程中找到最可信赖的 a_0 和 b_0 呢？为了简化问题的处理，我们假设数据点中，一个分量的测定误差，如 x 分量，比另一个分量的测定误差，如 y 分量，要小得多，以至可以忽略不计。当然反之一样。这种假设在实际测量中往往是可以实现的。为此便大大简化了问题的处理。根据以上的假设，以下只讨论 $\Delta x_i \gg \Delta y_i$，以至认为 $\Delta x_i \to 0$ 的情况，于是有

$$\left.\begin{aligned}&y_1-(a_0+b_0x_1)=v_1\\&y_2-(a_0+b_0x_2)=v_2\\&\cdots\\&y_n-(a_0+b_0x_n)=v_n\end{aligned}\right\}\tag{0-37}$$

式中 v_i 是当忽略 Δx_i 时，直接测定的 y_i 与最佳直线 $a_0+b_0x_i$ 的偏差，并将上式称为偏差方程组。根据最小二乘法基本原理，显然若 a_0 和 b_0 为直线方程的最可信赖的常数参量，则应满足

$$\sum_{i=1}^{n} v_i^2 = \text{最小}$$

为此应该有

$$\frac{\partial \sum\limits_{i=1}^{2} v_i^2}{\partial a_0} = 0$$

和

$$\frac{\partial \sum\limits_{i=1}^{2} v_i^2}{\partial b_0} = 0$$

由此不难得出

$$\left.\begin{aligned}na_0+(\sum_{i=1}^{n}x_i)b_0&=\sum_{i=1}^{n}y_i\\(\sum_{i=1}^{n}x_i)a_0+(\sum_{i=1}^{n}x_i^2)b_0&=\sum_{i=1}^{n}x_iy_i\end{aligned}\right\}\tag{0-38}$$

这样一来，便将 n 个测定方程组化为 2 个方程。由此便能确定出 a_0 和 b_0 的唯一解。通常将由最小二乘法所求得的，如上式所述的方程组称为正则方程组。对正则方程组，我们

可用行列式法求出它的解,便得到

$$a_0 = \frac{\begin{vmatrix} \sum_{i=1}^{n} y_i & \sum_{i=1}^{n} x_i \\ \sum_{i=1}^{n} (x_i y_i) & \sum_{i=1}^{n} x_i^2 \end{vmatrix}}{\begin{vmatrix} n & \sum_{i=1}^{n} x_i \\ \sum_{i=1}^{n} x_i & \sum_{i=1}^{n} x_i^2 \end{vmatrix}} = \frac{\sum_{i=1}^{n} y_i \sum_{i=1}^{n} x_i^2 - \sum_{i=1}^{n} x_i \sum_{i=1}^{n} (x_i y_i)}{n \sum_{i=1}^{n} x_i^2 - \left(\sum_{i=1}^{n} x_i\right)^2} \tag{0-39}$$

$$b_0 = \frac{\begin{vmatrix} n & \sum_{i=1}^{n} y_i \\ \sum_{i=1}^{n} x_i & \sum_{i=1}^{n} (x_i y_i) \end{vmatrix}}{\begin{vmatrix} n & \sum_{i=1}^{n} x_i \\ \sum_{i=1}^{n} x_i & \sum_{i=1}^{n} x_i^2 \end{vmatrix}} = \frac{n \sum_{i=1}^{n} (x_i y_i) - \sum_{i=1}^{n} x_i \sum_{i=1}^{n} y_i}{n \sum_{i=1}^{n} x_i^2 - \left(\sum_{i=1}^{n} x_i\right)^2} \tag{0-40}$$

由此看出,a_0 和 b_0 有解的条件为:$n\sum_{i=1}^{n} x_i^2 - \left(\sum_{i=1}^{n} x_i\right)^2 \neq 0$ 。由上式所表示的 a_0 和 b_0 也可化为(推导从略)

$$a_0 = \overline{y} - b_0 \overline{x}$$

$$b_0 = \frac{S_{xy}}{S_{xx}}$$

其中

$$S_{xx} = \sum_{i=1}^{n} (x_i - \overline{x})^2$$

$$S_{xy} = \sum_{i=1}^{n} (x_i - \overline{x})(y_i - \overline{y})$$

$$\overline{x} = \frac{\sum_{i=1}^{n} x_i}{n}, \overline{y} = \frac{\sum_{i=1}^{n} y_i}{n} \tag{0-41}$$

(0-41)式的表示常见于具有“统计计算”功能的计算器中。

这里还需要介绍一个概念,即相关系数的概念。定义相关系数 γ 为

$$\gamma = \frac{S_{xy}}{\sqrt{S_{xx} S_{yy}}} \tag{0-42}$$

其中 $S_{yy} = \sum_{i=1}^{n} (y_i - \overline{y})^2$ 。可以证明,对直线方程来说,相关系数 $\gamma = \pm 1$。

关于 $\gamma=\frac{S_{xy}}{\sqrt{S_{xx}S_{yy}}}$式的证明如下：

将(0-42)式化为：

$$\gamma=\frac{\sum_{i=1}^{n}(x_i-\bar{x})(y_i-\bar{y})}{\sqrt{\sum_{i=1}^{n}(x_i-\bar{x})^2\cdot\sum_{i=1}^{n}(y_i-\bar{y})^2}}=\frac{\sum_{i=1}^{n}\Delta x_i\Delta y_i}{\sqrt{\sum_{i=1}^{n}(\Delta x_i)^2\cdot\sum_{i=1}^{n}(\Delta y_i)^2}}$$

考虑到 $y=a_0+b_0x$，故有 $\Delta y=b_0\Delta x$，将此式代入上式得到：

$$\gamma=\frac{b_0\sum_{i=1}^{n}(\Delta x_i)^2}{\sqrt{b_0^2\sum_{i=1}^{n}(\Delta x_i)^2\cdot\sum_{i=1}^{n}(\Delta x_i)^2}}=\frac{b_0}{\pm b_0}=\pm 1$$

显然，对一被拟合的直线来说，相关系数越趋近于1，则说明 x 与 y 间的线性关系拟合得越好。否则，若 γ 很小，甚至为零，则说明各 x_i，y_i间根本不存在线性关系。因此引用相关系数这一概念描述二直接测得量 x 和 y 间满足线性关系的好坏。这一点在总结经验公式时其意义会看得更为明显。

(三)关于所求得的最可信赖的常数 a_0(直线的截距)和 b_0(直线的斜率)的误差估计

我们应用误差传递公式来讨论由上所求得的 a_0 及 b_0 的标准偏差。仍认为 x 的测定误差相对于 y 的来说可以忽略，即认为相对误差 $\sigma_x\ll\sigma_y$。这样我们便可以利用式(0-39)和(0-40)来求 σ_{a0} 及 σ_{b0}。

由公式(0-23)可以得到 σ_{a0}^2 及 σ_{b0}^2 的一般表达式

$$\sigma_{a0}^2=\sum_{i=1}^{n}\left(\frac{\partial a_0}{\partial y_i}\right)^2\sigma_y^2 \tag{0-43a}$$

$$\sigma_{b0}^2=\sum_{i=1}^{n}\left(\frac{\partial b_0}{\partial y_i}\right)^2\sigma_y^2 \tag{0-43b}$$

其中 σ_y^2，根据标准偏差的定义应为：

$$\sigma_y^2=\frac{\sum_{i=1}^{n}v_i^2}{n-2} \tag{0-44}$$

而其中

$$v_i=y_i-y_{0i},\ y_{0i}=a_0+b_0x_{0i} \tag{0-45}$$

上式是可以经过数学推导严格证明的。这里我们只给出结果而不加证明，只作如下的定性解释：我们知道对一个直接测得量 x_i 来说，它的标准偏差与$\sqrt{n-1}$(其中 n 为测量次数)成反比，之所以从测量次数中减1，是因为 n 个测得量之间有一个数学关系，即 $\bar{x}=\frac{\sum_{i=1}^{n}x_i}{n}$，将它们相联系。而 $v_i=x_i-\bar{x}$，故测得量 x 的标准偏差应与$\sqrt{n-1}$成反比。与此类似，在求解最佳直线的常数参量 a_0 及 b_0 时，当由 $y_i-(a+bx_i)=v_i$ 求标准偏差时，事实上这与 $\bar{y}$ 及 $\bar{x}$ 都有关，故 σ_y^2 应写成(0-45)式表示的那样。

我们可以利用(0-43)式以及(0-39)和(0-40)式分别求出 σ_{a0}^2 及 σ_{b0}^2 的具体表示式

$$\sigma_{a0}^2 = \frac{\sum_{i=1}^{n} x_i^2}{n\sum_{i=1}^{n} x_i^2 - \left(\sum_{i=1}^{n} x_i\right)^2}\sigma_y^2 \tag{0-46}$$

$$\sigma_{b0}^2 = \frac{n}{n\sum_{i=1}^{n} x_i^2 - \left(\sum_{i=1}^{n} x_i\right)^2}\sigma_y^2 \tag{0-47}$$

由以上二式不难看出增加测量次数将会减小 σ_{a0}^2 及 σ_{b0}^2，为此用最小二乘法求解 a_0 及 b_0 时，测量点数目一般不要少于 7 个，最好超过 10 个。

(四)曲线拟合的一般步骤

当对二直接测得量获得多组测量数据后，欲检查它们之间是否存在线性关系，或是否存在可以线性化的曲线关系，应按以下步骤进行：

(1)用图示法表示测量结果，从而作出初步的判断，看是否存在如 $y=a+bx$ 的直线关系，或诸如 $y=ae^{bx}$，$a\ln x+b$ 和 bx^n 等可以线性化的曲线关系等。

(2)利用具有直线拟合程序的计算器进行计算，从而可得到参量 a，b 和线性相关系数。

(3)利用公式(0-46)和(0-47)确定参量 a 和 b 的标准偏差。

(4)对于可以线性化的曲线，当确定了线性化后的参量 a 和 b 后，需要还原为原曲线。

(五)逐差法

对于一组等精度测量，在测量次数 $n\to\infty$ 的条件下，算术平均值接近真值。实际中常遇到自变量是等间距的多次测量，按平均值计算会使中间测量值彼此抵消，这样将失去多次测量的意义。为了保持多次测量的优越性，充分利用测量数据和减少相对误差，并可以绕过一些具有定值的未知量，求出所需要的实验结果，实验中多采用逐差法处理数据。

具备以下两个条件时，可以采用逐差法处理数据。

1. 函数可写成自变量 x 的多项式

如 $y=a_0+a_1x$ 一次逐差

或 $y=a_0+a_1x=a_2x^2$ 二次逐差

由于受精度的限制，二次以上的逐差已经很少采用了。

2. 自变量 x 是等间距变化的

所谓逐差法就是将实验数据分为前后两组，将对应项(如后半组的第一项与前半组的第一项)逐项相减，再平均，然后求出所需要的结果。设 n 次测量(n 为偶数)结果为 y_1，y_2，…，y_n，采用逐差法处理数据时，不能取相邻两项之差，即 y_2-y_1，y_3-y_2，y_4-y_3，…，y_n-y_{n-1}。这样做，在取平均值时，中间项都会消去，实际上只利用了第一项与最后一项的值，这是不妥的；同时，两相邻项相减时，由于数值相差不多，往往会损失有效数字。所以一般都把数据分为前半组和后半组。

逐差法的优点：

(1)充分利用测量数据，具有对数据取平均的效果。

(2)可以绕过某些固定的未知量，求得所要的结果。

逐差法的缺点：

(1)函数限于多项式的形式，自变量要求等间距。

(2)高次系数精度较高，低次系数由于误差的传递，精度不高。

练习题

1. 下列各量分别有几位有效数字？

9.8，1.0070，0.0310，4.9×10^{2}，2.1700×10^{-10}，2.54 ± 0.06，299792458m/s

2. 换算下述测得值的单位。

23.5g=______ kg=______ mg

3. 指出下列表示式的不妥之处并加以改正。

$$(18.235\pm0.02)\text{cm}$$

$$(32.1\pm0.02)\text{g}$$

$$(2.250\pm0.19)\text{s}$$

$$g=980.34\text{m/s}^2\ \text{且}\ \delta_g=0.5\%$$

4. 求出下列各式之结果。

$$101.2+53.45-0.036=?$$

$$1234-78.06-532-0.003=?$$

$$\sin32.2°=?$$

$$\sin70.5°=?$$

$$\lg102.8=?$$

$$\frac{125-5.0}{40.00}=?$$

$$\frac{1}{1000}=?\ (\text{其中 1 是常数})$$

$$\frac{(132.2+0.005)\times120.8}{5864-4927.0}=?$$

5. 某长方体长 10.23cm，宽 5.41cm，高 1.875cm，质量为 241.35kg，求其密度 ρ。

6. 若一钢球的直径为 1.590cm，求其体积。其中 π 应取几位有效数字？

实验 1　万用电表的使用

【实验目的】

1. 了解万用电表的构造原理。

2. 掌握用万用电表测电阻、交直流电压和直流电流的方法。

3. 学习用万用电表辨别晶体管的管脚极性并检验晶体管的好坏。

【实验器材】

万用电表、线路板、交直流电源、二极管、三极管。

【实验原理】

万用电表是一种用来测量电阻、交直流电压、直流电流的多量程仪表。它是由一个高灵敏电流计(也称表头)、适当的测量电路及转换开关组成的。

万用电表的种类很多,其基本原理相同。它可用来测电阻、交直流电压、直流电流等。

1. 测直流电压

电表内部结构如图 1-1 所示。待测电压加在电表的两端,在电表中产生电流,因电流与电压成正比,可把刻度变成相应的电压刻度,故由电流表指出待测电压值,改变电阻 R 可使电表测量各种范围的电压。

2. 测交流电压

图 1-2 是测交流电压的原理图。交流电经整流器整流,变为直流流经电流表,这时电流表指针偏转角度与被测电压基本成比例,故可由指针指出其交流电压数值。

3. 测直流电流

测直流电流的基本原理如图 1-3 所示。r 为一分流电阻,它与电流表并联,待测电流通过电表时,由于 r 的分流作用,仅有很小一部分电流经过电流表。若电阻 r 固定,直流电流越大,经过电流表的电流也越大,被测电流与电流表的电流成正比,故表上指示出待测电流的值。电阻 r 不同,可以使电流表测量不同范围的电流。

4. 测电阻

测电阻的原理如图 1-4 所示。电表内部有电池与电流表串联,R_g 为表头内阻,R 为调零电阻。当待测电阻接入电路时,根据全电路欧姆定律,通过表头的电流为:

$$I_g=\frac{E}{R_x+R+\dfrac{R_iR_g}{R_i+R_g}}\times\frac{R_i}{R_i+R_g}$$

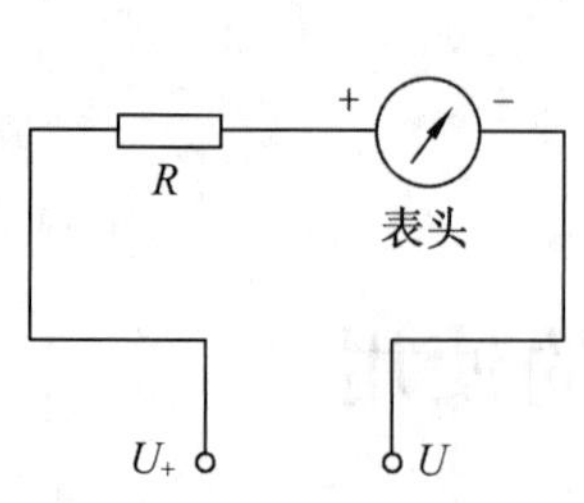

图 1-1　直流电压测量原理图

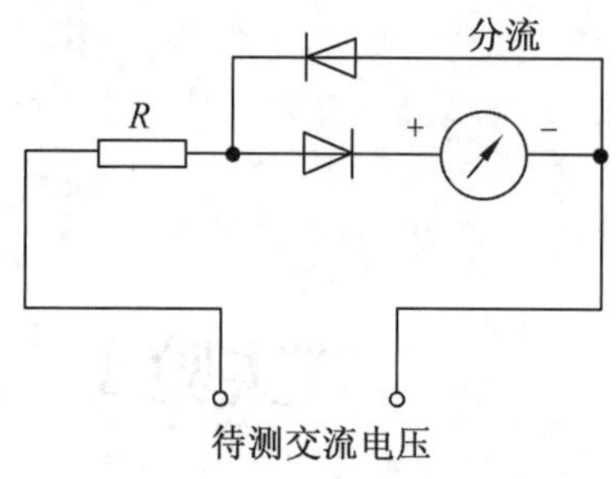

图 1-2　交流电压测量原理图

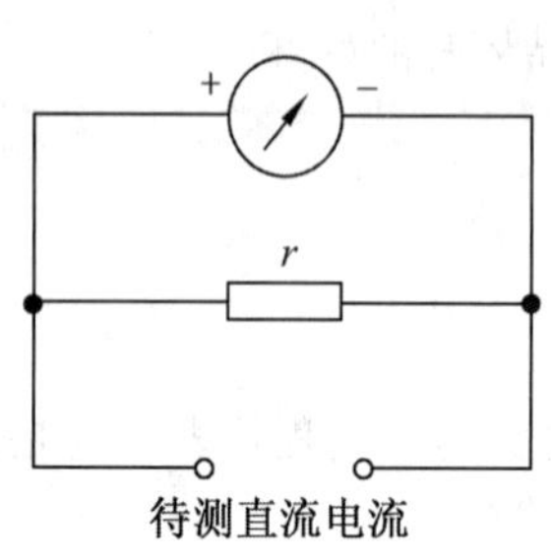

图 1-3　直流电流测量原理图

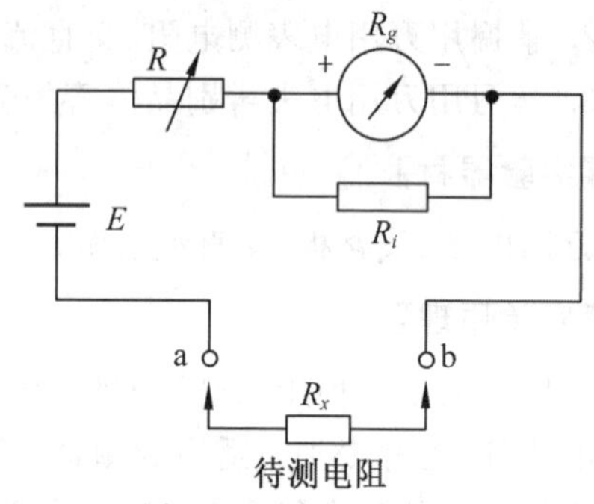

图 1-4　电阻测量原理图

适当选取 R_i，当

(1)$R_x=0$ 即 a,b 间短路时，回路电流最大，而且表针应当满度，即 $I_x=I_g$，此时电阻标度为 0。

(2)$R_x=\infty$ 即 a,b 间断路时，回路电流为 0，表针不动，此时电阻标度为∞。

在 E,R,R_i,R_g 不变的情况下，I_g 的值取决于 R_x，反过来由 I_g 的大小可知 R_x 的值，只要在刻度盘上按照 I_g 与 R_x 的固定关系刻出欧姆数，就能直接读出被测电阻的值。因 I_g 与 R_x 不是线性关系，故电阻挡的刻度是不均匀的。

【实验步骤】

1. 电阻的测量

(1)测量电阻时首先将万用电表量程选择开关拨至“R×”挡范围内的某量程上，两表笔相接形成短路，指针向满刻度偏转，调节零欧姆旋钮“Ω”，使指针指在零欧姆刻度上。

(2)图 1-5 所示为被测线路板，将被测电阻 R_1 从所连入的电路中断开，接入万用电表两表笔之间，与万用电表内电池形成串联电路，观察表针摆动(注意：指针应尽可能指示在全刻度起始 20%～80%之弧度的范围内)。

从“Ω”刻度线上读出指针所指的刻度，再根据所选量程算出电阻值。如量程选择开关为 $R\times10$，则将读数乘 10 即为所测电阻值。

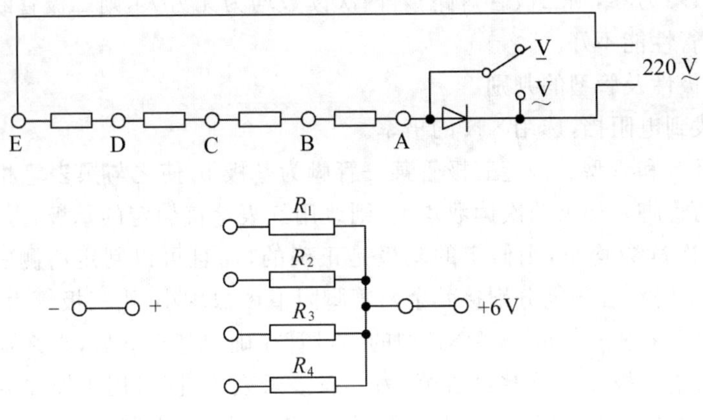

图 1-5　被测线路板

(3)同样用上述方法，可测出 R_2，R_3，R_4 的电阻值。记入测量记录表 1-1 中(每换一次量程必须先调零)。

2. 交流电压的测量

(1)将交流电接入被测线路板，如图 1-5 所示，将电键 K 拨至“交流”。

(2)将万用电表量程选择开关拨至 V 挡，选择适当量程，分别测 AB，BC，CD，DE 间的交流电压。

(3)将所测结果及所用量程记入测量记录表 1-1 中。

3. 直流电压的测量

(1)将被测线路板电键 K 拨至“直流”，则电路中有直流电通过。

(2)万用电表量程选择开关拨至 V 挡，选择适当量程，测 AB，BC，CD，DE 间的直流电压。

(3)将测量结果及所用量程记入测量记录表中。

4. 直流电流的测量

(1)将万用电表的量程选择开关拨至 mA 的最大挡。

(2)在 R_1 所在电路中，将万用电表的红表笔接电动势较高的点，黑表笔接电动势较低的点，与电阻 R_1 串联。

(3)观察表针所指刻度，选择合适的量程范围。

(4)读出表针所指刻度，根据量程算出电流值即为通过电阻 R_1 的电流 I_1，记入测量记录表 1-1 中。

(5)用同样方法，可测出通过电阻 R_2，R_3，R_4 的电流 I_2，I_3，I_4，记入测量记录表 1-1 中。

5. 晶体管极性的判别

当万用电表拨在电阻挡时，插入标“－”插孔的黑表笔连接电表内部电池的正极，插入标“＋”插孔的红表笔连接表内电池的负极。依据 PN 结单向导电特性和晶体三极管的放大原理，使用电表的电阻挡可以辨别晶体二极管和三极管的管脚极性。

(1)二极管极性的判定：将电表拨到电阻挡，选取×K 的倍率。使两表笔分别接二极管的两极，记下读数；把两表笔对调再测一次，记下读数。阻值读数小的一次，黑表笔接的是二极管正极，红表笔接的是二极管负极。

若两次读数均为零，则二极管短路；若两次读数均为无穷大，则二极管断路；若两次读数接近，则二极管性能不好。

(2)三极管极性及管型的判别

①将电表拨到电阻挡，选用×K 的倍率。

②判定基极 b 和管型。假定三极管某一管脚为基极 b，使之与黑表笔相接，再用红表笔分别接其余两管脚。如果两次读数均大，则改用红表笔接假定的基极，黑表笔分别接其余两脚；如果两次读数均小，则假定的基极是正确的，而且可以判定所测三极管为 PNP 型。若黑表笔接基极，红表笔分别接其余两管脚阻值读数均小，则三极管为 NPN 型。

③判定集电极 c 和发射极 e。PNP 型的三极管在确定基极 b 后，未判别的两管脚中，假定某一管脚为集电极 c，使之接红表笔，另一极接黑表笔，同时用手捏住 b，c 两极(两极不接触，相当于两极间加一电阻)，记下读数；将两表笔对调，同样测量一次，记下读数。读数小的一次红表笔接的是集电极 c，黑表笔接的是发射极 e。若是 NPN 型三极管则相反。

【注意事项】

1. 使用万用电表时，首先要看电表平放时指针是否停在表面刻度线左端“0”位处，否则要用小螺丝刀旋转“指针零位调节器”，使指针指在“0”位处。

2. 测量电阻时，被测电阻不能通电；测电流时不能用万用电表的表笔直接接在电源两端测量，以防短路烧坏电表。

3. 当被测电路中的电压和电流的数值无法估计时，则先将万用电表的量程选择旋钮拨至最大量程范围，测量时用瞬时点接法试一下，根据指针偏转大小选用适当的量程。

4. 使用量程选择旋钮选择项目和转换量程时，两测试笔一定要离开被测电路。在每次测量前必须认真检查量程选择旋钮是否调节在正确位置，千万不能搞错。牢记：

一挡二程三正负，正确接入再读数；
调换量程断开笔，切断连线测电阻。

5. 测量结束后，应将万用电表选择旋钮拨到交流电压最大量程处，以保证电表安全。

【记录与处理】

表 1-1

被测物理量		使用量程	测量结果
阻值	R_1		
	R_2		
	R_3		
	R_4		
交流电压	AB 间交流电压		
	BC 间交流电压		
	CD 间交流电压		
	DE 间交流电压		

续表

被测物理量		使用量程	测量结果
直流电压	AB间直流电压		
	BC间直流电压		
	CD间直流电压		
	DE间直流电压		
直流电流	I_1		
	I_2		
	I_3		
	I_4		

思考与练习题

1. 测直流量时，红表笔应接__________，黑表笔接__________。
2. 测电阻时，表盘刻度__________是零欧姆，读数时应从________往________读。
3. 选择电压、电流量程时，用__________法，从________到________选取。

实验2　示波器的使用

【实验目的】

1. 学会示波器的使用方法。
2. 利用示波器观察不同形状的电压波形。
3. 测量各种信号电压的幅值及频率。
4. 观察利萨如图形，测量未知信号的频率。

【实验器材】

示波器、低频信号发生器、多种讯号发生器。

【实验原理】

示波器是一种电子测量仪器，应用范围非常广泛。主要用途：研究各种信号的电压及电流波形；测量信号的频率和幅值；观察非电学量波形等；在医学中如电生理、神经生理、心脏和脑电等的研究中也经常应用。

示波器的结构主要有：示波管、水平放大器、垂直放大器、扫描振荡器（即锯齿波发生器）、同步装置、水平衰减器、垂直衰减器及电源等。

示波器结构的方块图如图 2-1 所示。

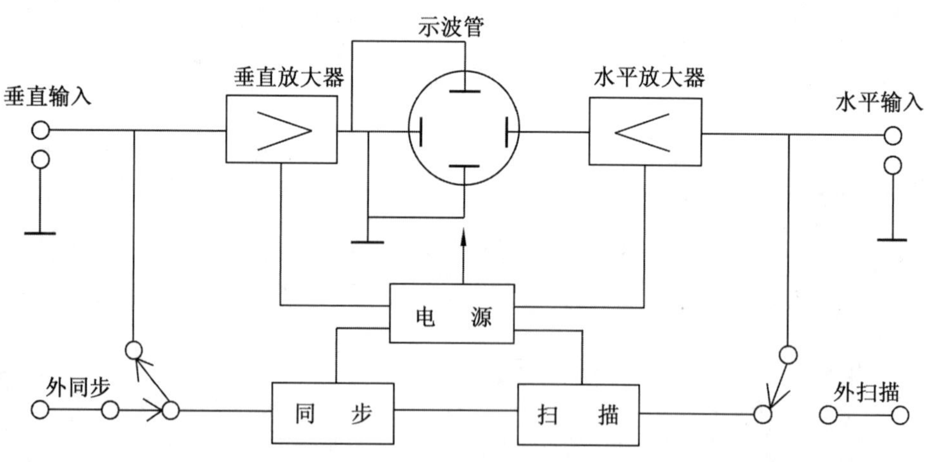

图 2-1　示波器结构方块

1. 示波管

示波管是示波器的核心部件，在抽成真空的玻璃管腔内装有电子枪、偏转系统和荧光屏，如图 2-2 所示，其作用分别简述如下：

(1)电子枪　它是由灯丝 H、阴极 K、栅极 G、第一阳极 A_1、第二阳极 A_2 和第三阳极 A_3 组成的。用底电压加热灯丝，使阴极发出电子，经阳极加速、聚焦成一束极细的电子射线，以极快的速度打在荧光屏 S 上，使荧光粉发出荧光。栅极电位低于阴极电位，调节栅压可以控制发射的电子流密度。面板上的"辉度"旋钮就是用来调节栅压的电位器。阳极 A_1，A_2，A_3 一方面加速电子，另一方面起会聚电子束的作用，故称"静电电子透镜"。后面板上的"聚焦"和"辅助聚焦"旋钮就是用来调节第二阳极和第三阳极电位的电位器。

(2)偏转系统　在电子射束的途中，装有两对相互垂直的金属极板 B_1，B_2 和 B_3，B_4。B_1，B_2 称垂直偏转板(也叫 Y 轴偏转板)；B_3，B_4 称水平偏转板(也叫 X 轴偏转板)。当两对板上不加电压时，电子束将沿直线传播。当在 B_1，B_2 上加上电压时，电子束在电场力的作用下将在垂直方向上发生偏转。同样，在 B_3，B_4 上加上电压时，电子束将在水平方向上发生偏转。

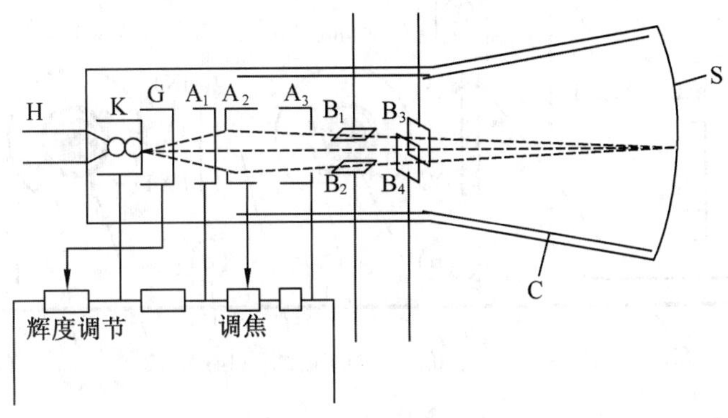

图 2-2　示波管结构

H. 灯丝；K. 阴极；G. 栅极；A_1. 第一阳极；A_2，A_3. 第二、第三阳极(静电电子透镜)；B_1，B_2. 垂直偏转板；B_3，B_4. 水平偏转板；G. 导电石墨层；S. 荧光屏

(3)荧光屏　示波管前端是圆形的荧光屏，屏上涂有荧光物质。当电子束射到屏上时可发出荧光。

2. 扫描与示波原理

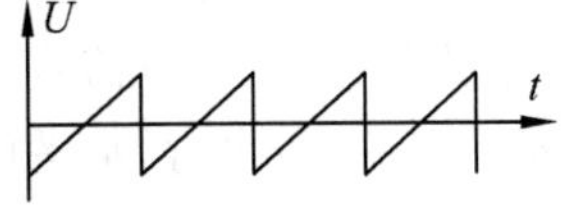

图 2-3　扫描电压

若在水平偏转板上加上如图 2-3 所示的锯齿波电压(又称扫描电压)，电子束将在水平方向扫描，在荧光屏上可看到一条水平的扫描线，作为被测波形的时间轴，如图 2-4 所示。若同时再把待测电压加到垂直偏转板上，电子束的运动就是水平运动与垂直运动的合成。当被测波形为周期性波形时，如果待测信号频率为扫描频率的 n 倍(n 为整数)，那么，在荧光屏上可以得到 n 个周期的稳定波形。为了得到 n 个稳定波形，只要调节扫描电压的频率就能做到。图 2-5 所示波形，就是在垂直偏转板上加正弦

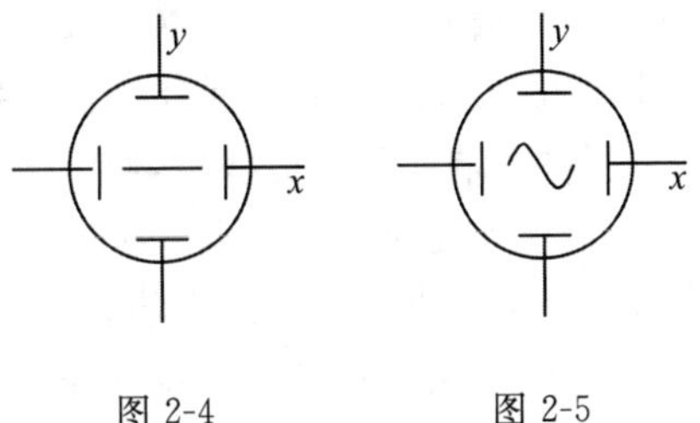

图 2-4　　图 2-5

波的情况。

3. 放大器与衰减器

示波器的偏转有一定的灵敏度，一般示波器每伏特电压可使电子束偏转 0.01～0.05cm，如果加在偏转板上的电压不够高时，必须先经过放大器放大；如果输入信号电压太高时，则必须由衰减器予以衰减，方能进行测量。

仪器描述：

XJ4210A 型示波器的各个旋钮及其作用，如图 2-6 所示。

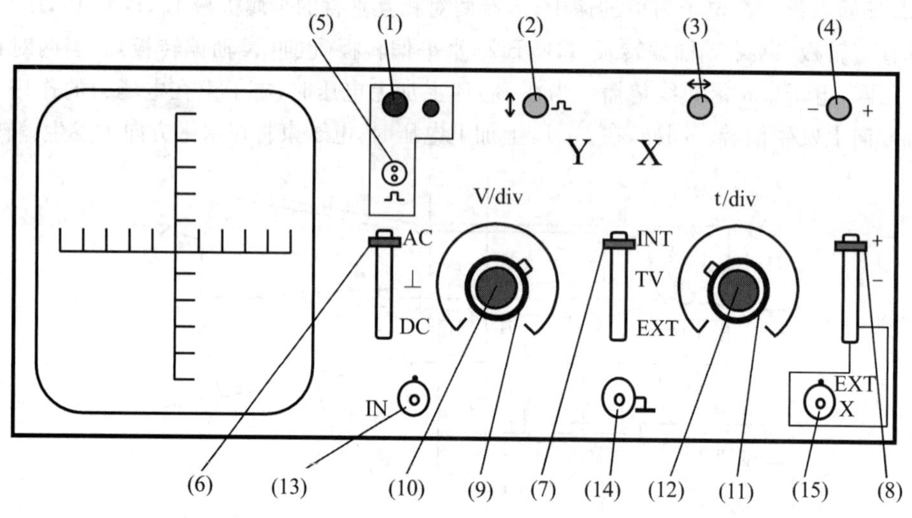

图 2-6　XJ4210A 型示波器面板

(1)电源开关：拉出时，指示灯亮，仪器打开。

辉度调节：顺时针旋动辉度加亮，反之减弱，直至消失。

(2)垂直移位：用以调节信号波形在屏幕垂直方向上的位置。

校准信号开关：拉出时校准信号输出装置(5)将输出幅度为 1V，频率为 1000Hz 的矩形波校准信号，可用来校准仪器。

(3)水平移位：用以调节信号波形在屏幕水平方向上的位置。

水平扩展开关：拉出时，水平放大器增益为原来的两倍。

(4)电位：用以调节触发信号波形上触发点的相应电位值，使在这一电位上启动扫描。

(5)标准信号输出装置。

(6)垂直信号输入方式转换开关：分“DC”“⊥”“AC”三种。

“DC”输入端处于直流耦合状态。特别适用于观察各种缓慢变化的信号。

“⊥”输入端处于接地状态，便于测定输入端为零电位时光迹在屏幕上的基准位置。

“AC”输入端处于交流耦合状态。它隔断被测信号中的直流分量，使屏幕上显示的信号波形位置不受直流电平的影响。

(7)内电视场外触发信号源选择开关：位于“内”时，触发信号取自垂直放大器中引离出来的被测信号；位于“外”时，触发信号来自“X 外触发”插座(15)。

(8)"＋、－、外接"X 触发信号极性开关:用以选择触发信号的上升或下降部分来触发扫描电路。当开关置于"外接 X"时,使"X 外触发"插座成为水平信号的输入端。

(9)垂直输入灵敏度选择开关:当"微调"旋钮位于校准位置时,"V/div"挡级的标值为 Y 轴方向每方格代表的电压值。

(10)微调旋钮:用以连续改变垂直放大器的增益。顺时针旋足时,位于校准位置。

(11)时基扫描选择开关:当"微调"旋钮位于校准位置时,"t/div"挡级的标值为 X 轴方向每方格代表的时间。

(12)微调旋钮:用以连续调节时基扫描速度。顺时针旋至满度时,处于校准状态,此时扫描位于快端。

(13)垂直放大系统输入插座(Y 轴输入)。

(14)测量接地装置。

(15)X 外触发:为水平信号或外触发信号的输入端。

【实验步骤】

1. 调整扫描线

将垂直待测信号输入耦合方式转换开关(6)、内电视场外触发信号源选择开关(7)和"＋、－、外接"X 触发信号极性开关(8)都置于最上端。接通电源,打开开关,指示灯亮,屏幕上会出现一条稳定的扫描线。调节垂直移位和水平移位旋钮,使扫描线居中。然后调节"辉度调节"旋钮,使扫描线亮度适中。

2. 调整标准电压

将校准信号开关(2)拉出,把由标准信号输出装置(5)输出的标准信号输送到垂直放大系统输入插座(13)。然后调节垂直输入灵敏度步进式选择开关(9)到"0.2V/div"挡,则屏幕上会显示一方波波形。调节微调旋钮(10),顺时针旋足时,方波峰-峰值之间应占 5div。然后画出标准信号电压波形(标出每格代表的电压、所占格数和峰-峰值)。

调好后,测量过程中微调旋钮不能再动,只可调节垂直输入灵敏度步进式选择开关来改变波形幅度。

3. 测定待测信号电压

(1)测定正弦信号电压

将低频信号发生器接通电源,指示灯亮。调节正弦波输出电压有效值约为 1V。把由正弦波输出端输出的正弦信号输送到示波器 Y 轴输入。这时在荧光屏上可看到待测信号波形。调节 V/div 和 t/div 得到合适的波形,然后调节垂直移位旋钮使波形处于合适的位置,读出峰-峰值之间的电压,画出其波形图。

(2)用同样的方法画出低频信号发生器输出方波(幅度调到最大)和三角波时的波形。

4. 测定待测正弦信号的频率

将由多种讯号发生器输出的待测正弦信号输送到 X 轴输入。将由低频信号发生器输出的已知频率的正弦信号输送到"Y 轴输入"。然后把"＋、－、外接"X 触发信号极性开关(8)置于最下端。缓慢改变已知信号频率。当未知信号频率 f_x 与已知信号频率 f_y 成整数倍关系时,荧光屏上将出现稳定的利萨如曲线,如图 2-7 所示。找出 f_x ∶ f_y 分别为

1∶1,1∶2 和 1∶3 时的图形,读出相应的 f_y 值,分别求出相应的 f_x 值,最后算出 f_x 的平均值,填入表 2-1 中。

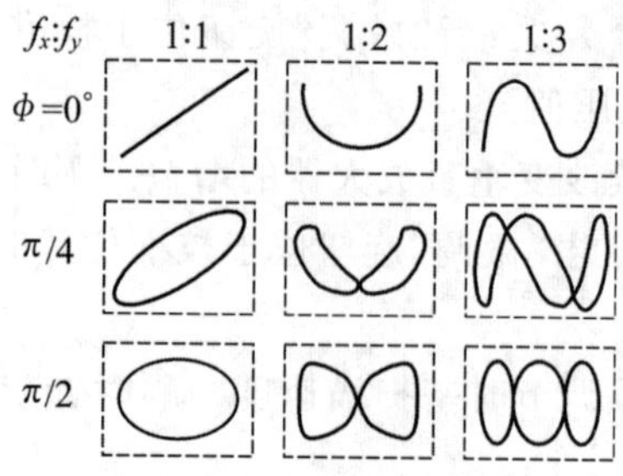

图 2-7 利萨如曲线

【数据记录与处理】

1. 标准信号电压　2. 正弦波　3. 方波　4. 三角波

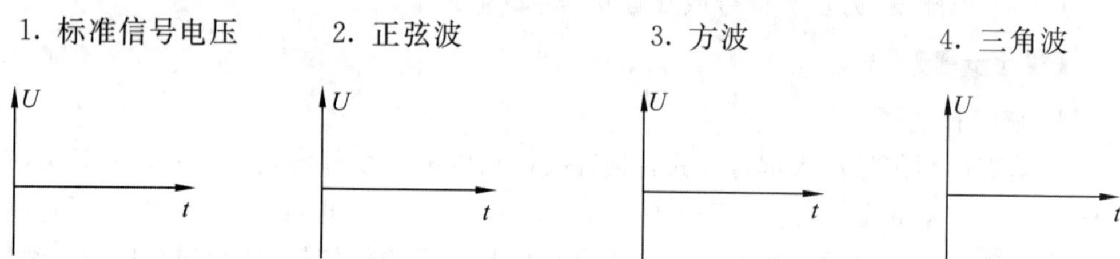

5. 根据利萨如图形求正弦信号的频率

表 2-1

f_x ∶ f_y	图形	f_y(Hz)	f_x(Hz)	$\overline{f}_x$(Hz)
1∶1				
1∶2				
1∶3				

【注意事项】

1. 在操作过程中如发现异常现象,如机器冒烟,闻到异味等,应立即关机。
2. 荧光屏上不能太亮,光点不能长时间停留在一点。
3. 微调调好后不能再动。
4. 注意安全用电,严禁人体接触高压带电部分。

思考与练习题

1. 示波管水平偏转板上加的扫描电压是__________电压。

2. 观察利萨如图形时,示波器 X 轴输入端和 Y 轴输入端输入的是频率成__________关系的__________信号。

3. 示波器打开后,如果在荧光屏上看不到信号波形,造成这种现象的原因可能有哪几种?

实验 3　晶体管助听器

【实验目的】

1. 了解阻容耦合晶体管放大器的工作原理。
2. 识别常用电子元件。
3. 初步学习连接电路和焊接技术。

【实验器材】

每组:1. 晶体三极管 2 只。
2. 电解电容 4.7μF 两只。
3. 碳膜电阻 4 只,其中 100kΩ 2 只;750Ω 1 只;4.7MΩ 1 只。
4. 话筒 1 只。
5. 耳塞机 1 副。
6. 稳压电源(6V)1 台。
7. 万用电表 1 块。
8. 焊接工具一套。

【实验原理】

本助听器由两级晶体管放大器构成,级间采用阻容耦合,电路见图 3-1。当话音传入话筒 S 时,可产生一微弱的音频电压信号,此电压信号经耦合电容 C_1 输入到晶体三极管 T_1 的基极和发射极之间,经 T_1 放大后从集电极和发射极输出,此电压信号再经耦合电容 C_2 输入到 T_2 的基极和发射极之间,经 T_2 再次放大。经两次放大后的信号从 T_2 的集电极和发射极输出加在耳塞机 P 两端,推动耳塞机发出声音。此即为助听器的工作原理。当然实际的助听器电路要复杂得多。图 3-2 为焊接线路板图。

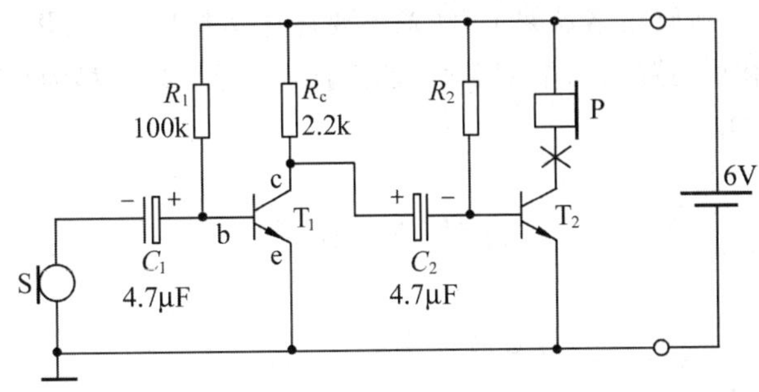

图 3-1

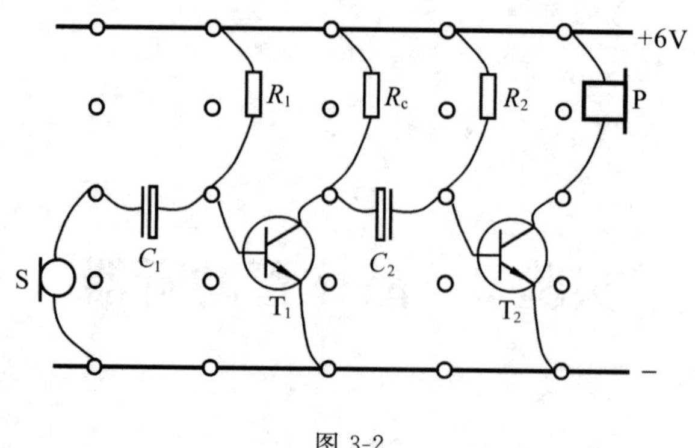

图 3-2

【实验步骤】

1. R_2先用 100kΩ，各元件按图 3-2 焊接。焊接时线路板应放在木板上。焊接时要注意三极管的管脚位置和电解电容的正负极，严禁搞错。

2. 检查无误后接通电源，正确夹好话筒和耳塞机，向话筒发声，用耳塞机试听是否有明显的放大作用。

3. 取下话筒，分别测量 T_1，T_2的基极对地电压 U_{be1}，U_{be2}和集电极对地电压 U_{ce1}，U_{ce2}。

4. 测量 T_2的集电极电流 I_{c2}（在图 3-1 打"×"处断开，取下耳塞机的一个鳄鱼夹即可，再串入万用电表进行测量）。

5. R_2换用 4.7MΩ，试听放大作用，然后再重复实验步骤 3，4。

【实验记录】

R_2	U_{be1}(V)	U_{ce1}(V)	U_{be2}(V)	U_{ce2}(V)	I_{c2}(mA)
100kΩ					
4.7MΩ					

【注意事项】

1. 焊接必须结实可靠，防止虚焊，焊点不宜太大，焊牢即可。
2. 元器件不要从根部弯折，以免折断。
3. 测量时防止短路，当心烧坏元器件。
4. 烙铁不用时必须放在烙铁架上，注意不要烧坏塑料导线、衣物、桌面等。
5. 焊点焊锡熔化后再置入元件管脚，焊接时间尽量要短(2～3 秒为宜)，以免烫坏元件。
6. 注意用电安全。

思考与练习题

1. 电容器用的是__________，它的符号是__________。
2. 三极管的三个极分别是__________、__________、__________。
3. 测量电压时，应__________万用表。测量电流时，应__________万用表。

实验4　晶体管放大器

【实验目的】

1. 了解晶体管的电流放大特性和晶体管放大器的工作原理。

2. 学会电路的焊接技术。

3. 学会使用低频毫伏表、低频信号发生器、直流稳压电源，进一步熟悉示波器的使用。

4. 学会晶体管放大器静态工作点的调节和交流放大倍数的测量。

【实验器材】

放大器线路板，示波器，低频信号发生器，低频毫伏表，直流稳压电源(6V)，电阻、电容若干，晶体三极管，电烙铁，焊锡等。

【实验原理】

电流放大作用是晶体三极管(以下简称三极管)的基本特性。在图 4-1 所示的电路中，I_c与 I_b的分配是确定的，其比值 I_c/I_b远大于 1，通常在 20～200 之间，这样一个较小的 I_b值将会引起一个较大的 I_c值，I_b的较小的变化就会引起 I_c较大的变化，明显地显示出晶体三极管的电流放大特性。

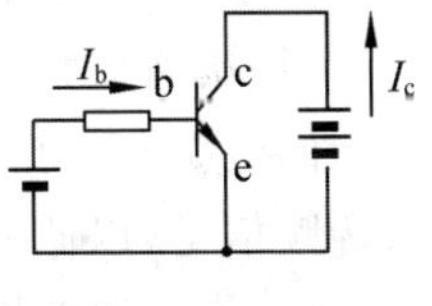

图 4-1

用晶体管、电阻和电容配合组成的放大电路，如果元件匹配恰当，可以将微弱的电信号进行放大。图 4-2 是单级信号放大电路。

电源 E_c的电压经 W_1，R_{b1}和 R_{b2}分压后，提供给发射结一个正向偏置电压，R_e是发射结电阻，起着稳定直流工作点的作用。在正向偏置电压的作用下晶体管获得一个基极电流 I_{b0}，由于晶体管的放大作用，同时得到一个较大的集电极电流 I_{c0}。当 I_{c0}流过集电极电阻 R_c 时，电流放大就转变成电压放大。

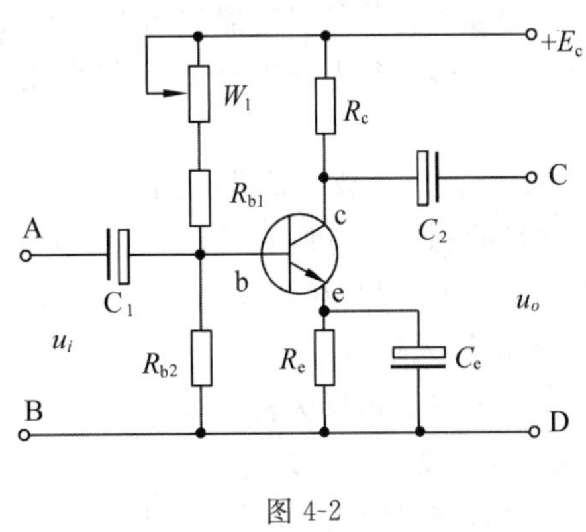

图 4-2

图中 C_1，C_2为耦合电容，它们具有通交流、隔直流的作用。C_e是交流旁路电容，它的作用是使交流信号不受 R_e的影响，直接加在晶体管的发射结上。

在图中的放大电路中加上直流电压，如果输入端 AB 未加电压信号，晶体管将处于某一工作状态，此时的基极电流 I_{b0}、集电极电流 I_{c0} 和集电极对发射极电压 U_{c0} 常称作静态工作点。对于某个晶体管放大器来说，要想具有良好的放大性能，除各元件符合要求以外，还必须选择良好的静态工作点。所以在调整晶体管放大器时，首先必须先调整静态工作点，使其处于最佳状态。

当从 AB 端输入微弱的电压信号 u_i 时，此信号经过 C_1 和 C_e 加到晶体管的发射结上，产生基极交变电流 i_b，此电流叠加在静态基极电流 I_{b0} 上，合成 I_b，经晶体管放大后转变成集电极电压 U_c，此时的集电极电压 U_c 由静态电压 U_{c0} 和信号电压 u_c 组成。耦合电容只允许交流信号 u_c 通过，所以放大器的输出电压 u_o 与 U_c 中的交流成分 u_c 相等，$u_o=u_c$。这样输入的微弱信号 u_i 经晶体管放大后，就能在 CD 端输出较大的电压信号 u_o。交流信号放大倍数被定义为

$$k=\frac{u_o}{u_i}$$

上面讨论的是单级放大电路，其放大倍数还是有限的，如果对某一信号需要放大的倍数很大，就要采用多级放大电路。在多级放大电路中，前一级的输出信号作为后一级的输入信号，后一级的输入端作为前一级的负载。一般来说，多级放大电路的放大倍数等于各级放大倍数的乘积($k=k_1 \cdot k_2 \cdots$)。对每一级放大器的分析方法与单级放大器相同。

【实验步骤】

1. 焊接和连接电路

(1)熟悉电路，认识实际元件。

(2)按图焊接和连接好电路。

2. 调整放大器的静态工作点

(1)接通放大器电源，同时将信号发生器和低频毫伏表接在电路的输入端 AB，并将它们的电源开关打开，使信号发生器输出频率 $f=1000\text{Hz}$，电压 $u_i=5\text{mV}$(有效值)的正弦音频信号(以低频毫伏表示数为准)。

(2)将示波器接在电路的输出端 CD 上，调节电位器 W_1，同时观察输出波形，保证波形不失真，并且输出幅度最大。

(3)临时将信号发生器和示波器断开，将万用表打在 10mA 挡并串联在集电极与 R_c 之间，测出静态集电极电流 I_{c0}。然后用万用表测出集电极的对地电压，即静态输出电压 u_{c0}。

3. 交流电压放大倍数的测量

(1)静态工作点调好后，不要再改变 W_1 的值，仍将信号发生器和毫伏表接在输入端 AB 上，并使信号发生器输出 $f=1000\text{Hz}$ 的微弱信号，使示波器显示的输出信号不失真，正确测出输入信号。

(2)再将低频毫伏表从输入端 AB 移到输出端 CD 上，测出输出信号电压，这时应当注意相应改变毫伏表的量程。

(3)将测出的输入电压 u_i 和输出电压 u_o 填入表中，并根据公式计算出 k 值，一并填入表中。

(4)改变电位器 W_1 的值，重新测量 I_{c0}，U_{c0} 和 u_o 的值(u_i 仍用 5mV)，方法同上，再次

将测量值填入表中。

(5)测量最大不失真电压

①增大输入信号电压 u_i，使输入波形有微小失真，调节电位器 W_1，使输出波形不再失真，如此反复几次，使输出幅度最大，而且刚好不失真。

②用低频毫伏表分别测出 u_i 和 u_o 的值，此时的 u_o 就是最大不失真输出电压，对应的 k 值就是最大不失真放大倍数。

【数据记录与处理】

1. 根据每次的实验数据计算出放大器的放大倍数 k。
2. 绘出输入和输出波形。

序号	情况分类	u_o	u_i	k
1	输出波形正常			
2				
3	波形微失真(最大不失真时)			

【讨论】

如果把输入电压增大到几十毫伏，将会产生什么现象？为什么？

【注意事项】

1. 测量输入和输出电压时，要改变毫伏表的量程。
2. 注意各仪表的正确使用方法。

实验5　交流电路

【实验目的】

1. 了解交流电的基本知识。
2. 进一步熟悉示波器及信号发生器的使用方法。

【实验器材】

示波器、信号发生器、万用电表、线路板、电阻、电容、电感、烙铁等。

【实验原理】

大小和方向都随时间作周期性变化的电动势、电压、电流分别叫作交流电动势、交流电压、交流电流，统称为交流电。在实践和理论上最重要的是按正弦规律变化的交流电，它称为正弦交流电。形式如：$i=I_m\sin\omega t$，$u=U_m\sin\omega t$，其中 i，u 为瞬时值，I_m，U_m 为瞬时值中最大值，即幅值。幅值是反映交流电变化幅度大小的物理量。交流电的幅值或瞬时值，虽然以特定的时间或变化来说明正弦量的大小，但从做功的观点来看，它却不能反映出其真实效果，而是用有效值来表示交流电的大小。所谓交流电的有效值，是从交流电的热效应方面来衡量其大小的。规定：交流电通过某一电阻 R，如果在一个周期内所产生的热量与某一直流电流通过同一电阻 R，在相同的时间内所产生的热量相等，则这个直流电流的量值就叫作该交流电流的有效值。经推论，有效值和幅值间的关系为：

$$I=\frac{I_m}{\sqrt{2}}=0.707I_m \quad U=\frac{U_m}{\sqrt{2}}=0.707U_m$$

在纯电阻 R、纯电容 C、纯电感 L 的交流电路中，电容、电感同纯电阻一样对电路中的电流有阻碍作用。分别称之为容抗 $Z_C=\frac{1}{\omega C}$和感抗 $Z_L=\omega L$，ω 为交流电的角频率，$\omega=2\pi f$，而 f 为交流电的频率。电路中电流与产生该电流的电压有效值之间的关系可由下列公式表示：

$$I_R=\frac{U_R}{R} \quad I_C=\frac{U_C}{1/\omega C} \quad I_L=\frac{U_L}{\omega L}$$

在纯电阻电路中，电压与电流同相位；而在纯电感电路中，电压相位超前电流 90°；在纯电容电路中，电压相位滞后电流 90°。

在电阻、电感、电容相互串联的交流电路中，选电流的相量作为参考相量，各元件上的电压间及电阻间的相位关系如图 5-1、图 5-2 所示：

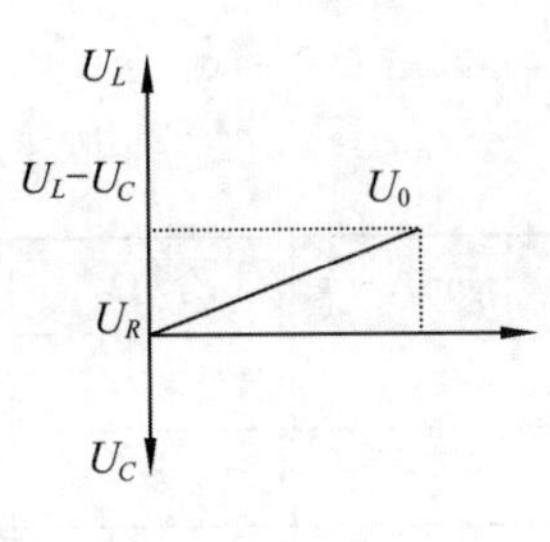

图 5-1

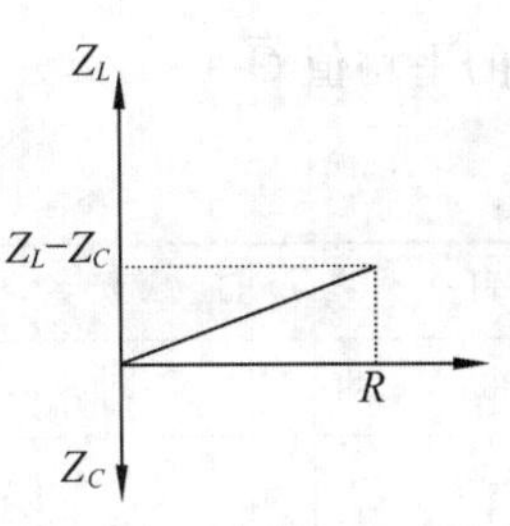

图 5-2

用矢量求和的方法，可以得到总电压有效值 U_0 与各元件上电压有效值之间的关系是：

$$U_0=\sqrt{U_R^2+(U_L-U_C)^2}$$

电路总阻抗 Z 为：$Z=\sqrt{R^2+(\omega L-1/\omega C)^2}$

从而可得到电流有效值 I：$I=U_0/Z$

本实验利用信号发生器所产生的交流信号加在交流电路上，用示波器测量各元件上的交流电压，从而根据已知的电阻值找出未知的电容值和电感值以及容抗与频率的关系。

【实验步骤】

1. 焊接电路

电路如图 5-3 所示。

2. 测量容抗与频率的关系

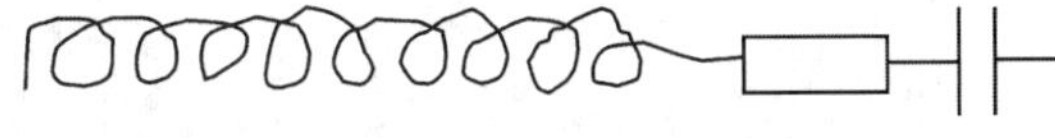

图 5-3

(1)将电阻、电容串联电路接到信号发生器的正弦波的输出端，输出电压调至 5V、频率为 1000Hz，同时也将输出端接示波器，调节示波器，使信号的峰-峰值在荧光屏上占 5 个大格。

(2)分别测出电阻和电容上的电压，记录到表 5-1。

(3)改变信号发生器的频率为 2000Hz 和 3000Hz，重复上述的(1)(2)步，做好记录。

(4)已知电阻为 750Ω，求出电流，再根据电容上的电压计算出容抗。

(5)求出每次的电容值及其平均值。

3. 测量感抗与频率的关系

(1)将电阻、电容、电感串联电路接到信号发生器的正弦波的输出端，输出电压调至 5V、频率为 2000Hz，与步骤二相同，调好信号发生器和示波器。

(2)分别测出电阻、电容和电感上的电压，记录到表 5-2。

(3)求出感抗值和电感量的大小。

【数据记录与处理】

表 5-1　　容抗与频率的关系

频率(Hz)	U_R(V)	U_C(V)	I(mA)	Z_C(Ω)	C(μF)
1000					
2000					
3000					

电容的平均值 $\overline{C}$=

表 5-2 感抗与频率的关系

频率(Hz)	U_R(V)	U_C(V)	U_L(V)	I(mA)	Z_L(Ω)	L(mH)
1000						
2000						
3000						

电感的平均值 $\overline{L}$=

思考与练习题

1. 分析容抗与频率有什么关系。
2. 分析总电压与各分压值的关系。
3. 分析感抗与频率的关系。

实验 6　用惠斯登电桥测电阻

【实验目的】

了解惠斯登电桥的原理，掌握用惠斯登电桥测电阻的方法。

【实验器材】

惠斯登电桥（滑线式和箱式）、直流灵敏电流计、直流电源、电阻箱、滑线变阻器、电键、待测电阻及导线等。

【实验原理与说明】

惠斯登电桥是测量电阻常用的仪器，其特点是将待测电阻与标准电阻进行比较，以求得其电阻值，而不需要测量电压和电流，因此用电桥法测得的电阻值更准确。

惠斯登电桥的原理电路图如图 6-1 所示。4 个电阻 R_1，R_2，R_0 和 R_x 组成一个四边形回路，每一边称作电桥的一条“桥臂”，在对角 AB 之间接入电源，而在另一对角 CD 之间接入电流计，构成所谓的“桥路”。所谓“桥”，就是指这条对角线 CD，它的作用就是把“桥”的两端点联系起来，从而将这两点的电位直接进行比较。当 C，D 两点的电位相等时，称作电桥平衡；反之，称作电桥不平衡。电流计是为了检测电桥是否平衡的。平衡时，电流计无电流通过。

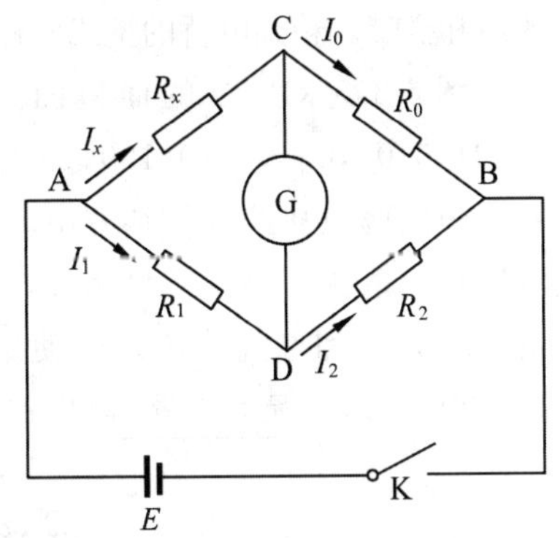

图 6-1　惠斯登电桥原理电路

电桥平衡时，C，D 两点等电势，则有：

$$R_x=\frac{R_1}{R_2}R_0 \tag{6-1}$$

若已知 R_1，R_2 和 R_0，可求得 R_x 的阻值。这就是应用惠斯登电桥测量电阻的原理。

电桥的平衡可用两种方法来实现：一是恒定比值 R_1/R_2，变动 R_0；二是恒定 R_0，变动比值 R_1/R_2。常用的电桥有滑线式和箱式两种。

1. 滑线式惠斯登电桥

滑线式惠斯登电桥的结构如图 6-2 所示。其与图 6-1 的区别在于把 R_1，R_2，换成一根 1m 长的阻值均匀的电阻丝 AB，D 点是可沿 AB 线滑动的接触电键。当 D 滑动时，就可以改变 R_1 和 R_2，以使得电桥平衡。可变电阻器 R 是在探找平衡点的过程中用来限制通过电流计的电流 I_g 的，以保护电流计。

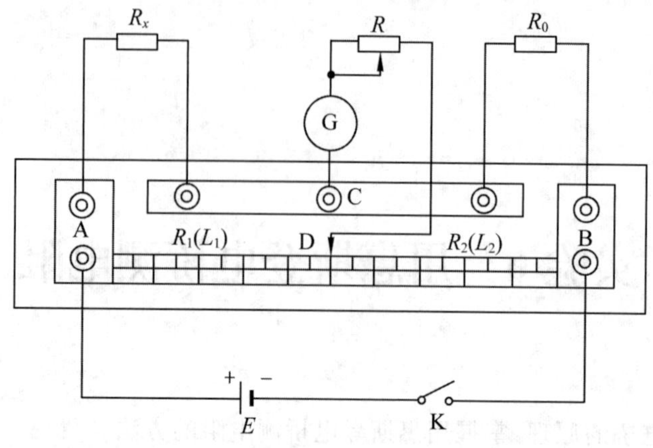

图 6-2 滑线式惠斯登电桥

电阻丝 AB 的阻值均匀，则其电阻与长度成正比，故有 $R_1/R_2=L_1/L_2$，因此式(6-1)可以写成：

$$R_x=\frac{L_1}{L_2}R_0 \tag{6-2}$$

2. 箱式惠斯登电桥

箱式惠斯登电桥的基本原理和滑线式电桥相似，所不同的是把整个装置都装在箱内，便于使用和携带。箱式电桥的型式多样，但大同小异。以 QJ-23 型惠斯登电桥为例，作一介绍。

图 6-3 为 QJ-23 的面板图。比值 R_1/R_2（称比例臂）由比例臂旋钮调节。比率有 0.001，0.01，0.1，1，10，100，1000 七挡。标准电阻 R_0 由四个旋钮组成的比较臂来调节。右下角的两只接线柱接待测电阻 R_x。标有“＋”、“－”的接线柱是外接电源用的。箱内也可装直流电源。该仪器可用外接电流计，也可用内部电流计。电流计上装有机械调零器。电源开关 B 和电流计开关 G 使用时，应先按 B 后按 G；断开时，应先放 G 后放 B。使用完毕，要将内部电流计短路，以保护电流计。

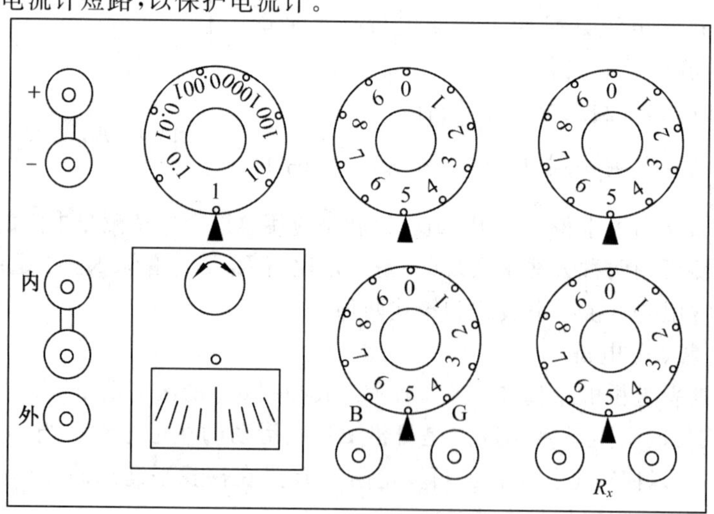

图 6-3 QJ-23 型惠斯登电桥

箱式电桥中比较臂的标准电阻由四个旋钮调节，实验中所测电阻的阻值有四位有效数字。在实际测量中应选择合适的比例臂，选择时参见表 6-1。待测电阻的阻值据式(6-1)有：

$$R_x=(\text{比例臂示值})\times(\text{比较臂读数})$$

表 6-1

比率	×0.001	×0.01	×0.1	×1	×10	×100	×1000
测量范围	1Ω～9.999Ω	10Ω～99.99Ω	100Ω～999.9Ω	1kΩ～9.999kΩ	10kΩ～99.99kΩ	100kΩ～999.9kΩ	1MΩ～9999kΩ

【实验步骤】

1. 用滑线式电桥测电阻

(1)按图 6-2 接好电路。先把 K 断开，再把限流电阻 R 调到最大值。

(2)估计 R_{x1} 的阻值(可用万用表粗测)，把 R_0(电阻箱或标准电阻)选取为同 R_{x1} 相近的数值。

(3)接通电源。将接触电键 D 移近电阻丝的右端，轻而快地按一下 D(一触即离)，同时观察电流计指针偏转的方向，然后把 D 移至左端作同样的操作。若电流计两次偏转的方向不同，说明滑动点 D 在两接触点间一定可以找到平衡点，可以进行测量。

(4)改变 D 点位置，使电流计示零。然后将限流电阻 R 逐渐减小，以增加灵敏度，同时不断调动 D 点，使电流计示零，直至限流电阻 R 为零时，电流计仍示零，则电桥达到平衡。记下相应的 L_1，L_2 值。

(5)重复测量 4 次(每次测量前必须把 R 调至最人值，然后逐渐降到零)。

(6)将 R_{x1} 与 R_0 的位置互换，重复上述步骤(4)(5)。

(7)重复上述步骤(4)(5)(6)，测 R_{x2} 的阻值。

(8)重复上述步骤(4)(5)(6)，测 R_{x1} 与 R_{x2} 串联的阻值。

(9)重复上述步骤(4)(5)(6)，测 R_{x1} 与 R_{x2} 并联的阻值。

2. 用箱式电桥测电阻(用内部电源和内部电流计)

(1)估测 R_{x1} 的阻值，然后接入电桥，将比例臂转动到适当的比率。调节比较臂电阻 R_0 到适当值。

(2)轻而快地先后按 B，G(一触即离)，同时观察电流计指针的偏转方向。若指针偏向右(＋)，表示 R_0 值太小需增加；若指针偏向左(－)，表示 R_0 值太大需减小。这样反复几次调节 R_0，直到电流计指针示零为止。

(3)测量 R_{x2} 之电阻值。

(4)测量 R_{x1} 与 R_{x2} 串联之阻值。

(5)测量 R_{x1} 与 R_{x2} 并联之阻值。

(6)电桥使用完毕，务必使电流计处于短路状态，同时，检查 B，G 按钮是否放松。

【数据记录与处理】

表 6-2 用箱式电桥测电阻

待测电阻	R_{x1}	R_{x2}	$R_{x1}+R_{x2}$	$R_{x1}//R_{x2}$
使用比例臂比率				
比较臂 R_0				
测量的阻值				

思考与练习题

1. 用滑线式惠斯登电桥测电阻时，为什么要将待测电阻 R_x 与标准电阻 R_0 的位置互换一次？

2. 滑线电阻 R 起什么作用？为什么开始时要把电阻值调到最大，而后逐渐减小？

实验 7　模拟直流电离子透入疗法

【实验目的】

了解离子透入疗法的使用技术；学会测量离子迁移率。

【实验器材】

直流稳压电源，万用表，铜(或铅)极电极(外有纱布套)一对，导线，玻璃板一块，滤纸，带滴管的稀盐水 1 小瓶，含甲基橙溶液的画线笔，稀盐酸 1 小瓶，细而尖的玻璃棒 1 根(蘸稀盐酸用)，尺子和秒表各 1 个，清洗用的抹布 1 块。

【实验原理】

利用直流电把药物通过皮肤汗腺管引入机体的方法叫作离子透入疗法。其具体做法是：用欲引入机体的药物溶液湿润衬垫，把衬垫放在需要这种药物的部位上。衬垫放置在和药物离子电性相同的电极上：若药物是正离子，药物放在阳极上；若药物是负离子，药物放在阴极上，该电极叫作同名电极或称有效电极。另一电极(称无效电极)的衬垫不含药物，用盐水(或生理盐水)湿润无效电极的衬垫，将其放在机体的适当部位，当直流电压加在两电极上时，药物离子在电场的作用下移动而进入机体。

本实验采取模拟的方法。用稀盐水湿润的滤纸代替机体，用稀盐酸(HCl)中的氢离子(H^+)代替药物离子，主要观察 H^+ 在电场力的作用下从正电极向负电极移动的情况。用甲基橙作指示剂，当甲基橙作用于稀盐酸时使 H^+ 的有机核团呈红色，以便观察。

设正、负两极间的距离为 L，加在两极间的电压为 U_L，在 t 秒时间，测定 H^+ 的位移若为 S，则可近似计算出 H^+ 的迁移率 μ_+(即单位场强作用下的离子平均速度)。两极间的电场强度可近似为 $E=\frac{U_L}{L}$，H^+ 的平均迁移速度 $V_+=\frac{S}{t}$，所以迁移率：

$$\mu_+=\frac{V_+}{E}=\frac{S\cdot L}{U_L\cdot t} \tag{7-1}$$

可调节不同的 L，U_L 选取不同的 t，测得相应不同的 S，即可求得 μ_+ 的平均值。

【实验步骤】

(1)用含有甲基橙溶液的画线笔在滤纸上画三条粗细不超过 1mm 的直线，直线长度约 8cm，画在滤纸的中间(滤纸两端应各空出 2cm 左右)。

(2)将玻璃板洗净擦干，把画好直线的滤纸平铺在玻璃板上，如图 7-1 所示。将两片包有纱布套的铜板电极用稀盐水略湿润后压于滤纸两端，两极板间距离以 10cm 左右为宜，电极与画好的直线要有 1cm 的距离，否则甲基橙溶液遇酸后会染及纱布套。

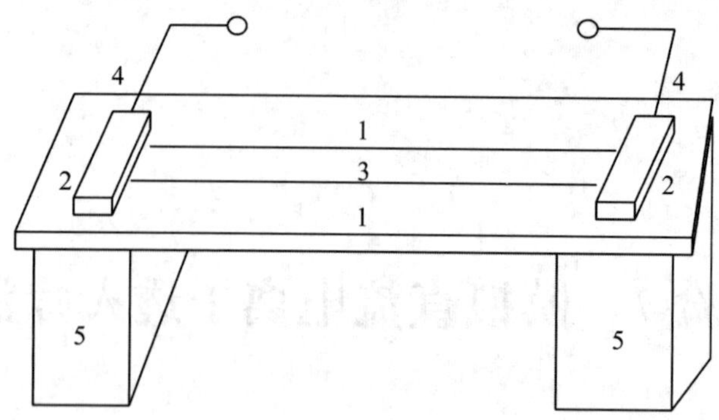

图 7-1 离子迁移实验装置

(3)用稀盐酸稍稍均匀湿润整个滤纸。但不能太湿,太湿会影响实验结果。

(4)两电极分别与电源正负极接通,暂不要打开电源开关。

(5)用玻璃棒的尖端蘸稀盐酸,在三条直线的近正极端上,分别滴一小滴稀盐酸溶液,于是直线上有盐酸处将呈红色,即 H^+ 被“染色”。

(6)打开电源开关,使输出直流电压为 20V,可串接万用表观察电流为 5mA 左右,待电流、电压稳定后,迅速分别在红线前缘做一标记,并同时开始计时,经 10min,再在红线前缘做标记。选择三条中红点移动最快的一条,测出其两标记间的距离即为 S。并记录下 L,U_L 及 t。

(7)观察完毕,将输出电压调至最小,关闭电源。

(8)根据(7-1)式计算出 μ_+。

(9)将玻璃板洗净擦干后,按步骤 1 至步骤 6 重复 2 次。每次可改变两极间的距离 L 及选取不同的 U_L 和 t,分别测出 H^+ 的位移和迁移率,并求出平均迁移率。

(10)实验全部做完后,整理桌面并将纱布套洗净拧干晾开,以备下次实验使用。

【数据记录与处理】

表 7-1

	L(cm)	t(s)	U_L(V)	S(cm)	$\mu_+=\frac{V_+}{E}=\frac{S\cdot L}{U_L\cdot t}$ ($cm^2\cdot V^{-1}\cdot s^{-1}$)
1					
2					
3					

$\overline{\mu_+}=$

思考题

进行离子透入疗法治疗前首先应该了解什么?若不能知道药物离子的极性,怎么办?

研究内容

1. 固定电压($U<36$V),改变稀盐水浓度(在1%～20%之间)进行测量并计算出每种浓度下对应的离子迁移率,填入表7-1内。画出离子迁移率随稀盐水浓度变化的关系曲线。

2. 稀盐水浓度保持不变(在1%～20%之间选定),改变电压($U<36$V)进行计算,并计算出离子迁移率,填入表7-1内。画出离子迁移率随电压变化的关系曲线。

实验 8　液体黏滞系数的测量

（用毛细管黏度计测定液体的黏滞系数）

【实验目的】

学会用奥氏黏度计测定酒精的黏滞系数。

正确使用温度计、秒表。

【实验器材】

大烧杯、小烧杯、奥氏黏度计(亦称毛细管黏度计)、温度计(0℃～50℃)、注射器、蒸馏水、酒精、秒表、小量杯。

【实验原理】

根据流体力学知识，当黏滞液体在均匀圆管中作稳定流动时，其流量大小按泊肃叶定律：

$$Q=\frac{\pi r^4 \Delta P}{8\eta L}$$

其中 Q 为流量，r 为圆管的半径，L 为圆管的长度，ΔP 为管两端的压强差，η 为液体的黏滞系数。

显然，在 t 秒钟内，液体流过这段圆管的体积为：

$$V=\frac{\pi r^4 \Delta P}{8\eta L}\cdot t$$

由上式得：

$$\eta=\frac{\pi r^4 \Delta P}{8VL}\cdot t$$

在厘米克秒制中 η 的单位为泊。

上式提供了测定液体黏滞系数的方法，实际测定液体黏滞系数时，常用毛细管，让黏滞液体通过细小的毛细管，而且用两种液体作比较(这种方法叫比较法)来正确测定液体的黏滞系数 η。

比较法如下：

先让已知 η_0 的标准液体，流过一段毛细管。设在 t_0 秒内经过毛细管流出的体积为 V_0，管端的压强差为 ΔP_0。

则：

$$V_0=\frac{\pi r^4 \Delta P_0}{8\eta_0 L}\cdot t_0$$

然后让同体积的待测液体，同样通过上述毛细管。设在 t 秒内通过毛细管的液体体

积为 V，管端的压强差为 ΔP。

则：

$$V=\frac{\pi r^4 \Delta P}{8\eta L}\cdot t$$

由于 $V=V_0$，则

$$\eta=\frac{\Delta P\cdot t}{\Delta P_0\cdot t_0}\cdot\eta_0 \tag{8-1}$$

若液体是在重力的作用下，流经竖直的毛细管，那么(8-1)式可变化成：

$$\eta=\frac{\rho t}{\rho_0 t_0}\cdot\eta_0 \tag{8-2}$$

(8-2)式即为用奥氏黏度计测定液体黏滞系数的理论依据。式中 ρ_0 为标准液体的密度，ρ 为待测液体的密度，η_0 为已知液体的黏滞系数，可由表 8-4 中查得，t_0 及 t 由实验测得，则未知液体的黏滞系数 η 即可求出。

仪器描述：

图 8-1 中 E，F 为奥氏黏度计，它是一条 U 形玻璃管，一边管子 F 较粗，它上面有一个球形空腔 A，另一边管子 E，它上面也有一个球形空腔 B，空腔 B 的上端和下端各有一段毛细管。E 管可由胶皮管与之相连。黏度计右边有一支温度计 T，用来测定液体的温度。

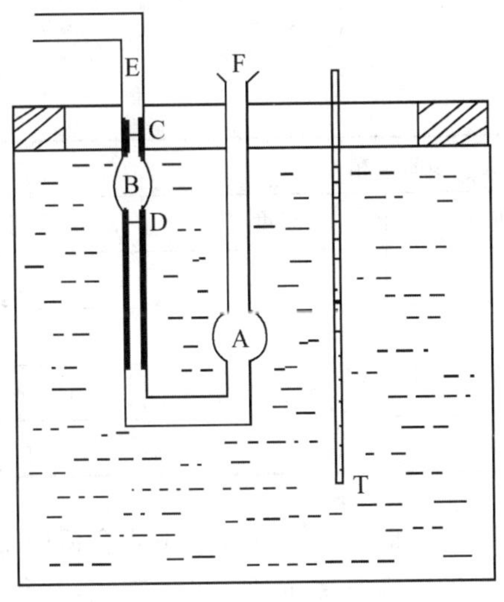

图 8-1　奥氏黏度计测量装置

【实验步骤】

(1)先用酒精冲洗黏度计，然后装上胶管，按图 8-1 放入早已盛好清水的烧杯中，黏度计的 C 线需在水面以下。调整黏度计，使黏度计置于垂直位置。将温度计插入水中，用来测量水的温度。

(2)用小量杯量取 6mL 酒精，将酒精从 F 管倒入，再把胶皮管与 E 胶管相连。用注射器缓慢地将酒精吸到黏度计的 B 泡，直到液面超过 C 线为止(但不要让酒精进入胶皮管)，用手捏住胶管，取下注射器。

(3)放开手指，让酒精液面下降。当酒精液面降到 C 线时，秒表开始计时，液面降到 D

线，终止计时。记下时间 t 和水温 T，填入表 8-1。按此方法重复测 3 次。

(4)取下黏度计，把酒精倒入回收瓶中，用蒸馏水冲洗黏度计 2 次，按实验步骤 1，调整好黏度计。

(5)用小量杯量取 6 毫升蒸馏水，将蒸馏水倒入 F 管。按测酒精 t 的方法，测出蒸馏水从 C 线降至 D 线的时间 t_0。共测 3 次，同时记下水温 T_0。填入表 8-1 中。

(6)倒出蒸馏水，将黏度计烘干待用。

【注意事项】

(1)拿黏度计时，不能同时捏住两管，只能一只手拿住粗管 F 进行冲洗，以免损坏。

(2)黏度计必须保持清洁，并要置于垂直位置。在黏度计盛放的液体中，不能存有气泡。

(3)注入 A 泡中的液体，必须与烧杯中清水达到热平衡后(即放入液体后稍停几分钟)，方能进行实验。

(4)按秒表不能用力过度，否则容易损坏。

(5)用注射器抽气时一定要缓慢进行。

(6)温度计读数时一定要把温度计竖直放置且液泡一定要在液面以下。

【数据记录与处理】

表 8-1

液体 / 测定值 / 序号	酒　精		水	
	时间 t	温度 T	时间 t_0	温度 T_0
1				
2				
3				
平均值				

1. 当测出温度后，在表 8-2 和 8-4 中，往往查不到合适的 η 数据，此时常用内插法进行处理。例如求 22.6℃时水的黏滞系数 η_0 值，可先查表，找得 22℃与 23℃时水的 η_0 值分别为：

$$\eta_{22}=9.65\text{mP}\quad \eta_{23}=9.38\text{mP}$$

则 22.6℃时：

$$\eta_0=9.65+0.6\times(9.38-9.65)=9.65+0.6\times(-0.27)=9.49\text{mP}$$

2. 利用(8-2)式，求出酒精的黏滞系数 η 值。

在平均温度 $\overline{T}_0$ 时：　　$\rho_0=$　　　　$\text{g}\cdot\text{cm}^{-3}$

　　　　$\eta_0=$　　　　mP

在平均温度 $\overline{T}$ 时：　　$\rho=$　　　　$\text{g}\cdot\text{cm}^{-3}$

$$\text{则 }\eta=\frac{\rho t}{\rho_0 t_0}\cdot\eta_0=\qquad\qquad(\text{mP})$$

3. 求百分误差：$E=\frac{|\eta-\eta'|}{\eta'}\times 100\%=$

η'为温度 T 时的标准值。

表 8-2　　**不同温度下酒精的黏滞系数 η'(mP)**

温度(℃)	黏滞系数	温度(℃)	黏滞系数	温度(℃)	黏滞系数	温度(℃)	黏滞系数	温度(℃)	黏滞系数	温度(℃)	黏滞系数	温度(℃)	黏滞系数
10	14.66	15	13.32	20	12.00	25	10.96	30	10.03	35	9.14	40	8.34
11	14.38	16	13.04	21	11.78	26	10.77	31	9.85	36	8.97	50	7.05
12	14.11	17	12.77	22	11.57	27	10.58	32	9.66	37	8.81		
13	13.84	18	12.51	23	11.36	28	10.39	33	9.49	38	8.65		
14	13.58	19	12.25	24	11.16	29	10.21	34	9.31	39	8.49		

表 8-3　　**水在不同温度时的密度 ρ_0(g/cm³)**

温度(℃)	密　度	温度(℃)	密　度	温度(℃)	密　度
0	0.99987	12	0.99952	24	0.99732
1	0.99993	13	0.99940	25	0.99707
2	0.99997	14	0.99927	26	0.99681
3	0.99999	15	0.99913	27	0.99654
4	1.00000	16	0.99897	28	0.99626
5	0.99999	17	0.99880	29	0.99597
6	0.99997	18	0.99862	30	0.99557
7	0.99993	19	0.99843	31	0.99537
8	0.99988	20	0.99832	32	0.99505
9	0.99981	21	0.99802	33	0.99472
10	0.99973	22	0.99780	34	0.99440
11	0.99963	23	0.99757	35	0.99406

表 8-4　　**不同温度下水的黏滞系数 η_0(mP)**

温度(℃)	0	1	2	3	4	5	6	7	8	9
0	17.94	17.32	16.74	16.19	15.68	15.19	14.74	14.29	13.87	13.48
10	13.10	12.74	12.39	12.06	11.75	11.45	11.16	10.88	10.60	10.34
20	10.09	9.84	9.65	9.38	9.16	8.95	8.75	8.55	8.37	8.18
30	8.00	7.88	7.67	7.51	7.36	7.21	7.05	6.93	6.79	6.66

表 8-5 在各种温度下酒精的密度 ρ_0 (g/cm³)

温度(℃)	密　度	温度(℃)	密　度	温度(℃)	密　度
0	0.80625	12	0.79620	24	0.78606
1	0.80541	13	0.79535	25	0.78522
2	0.80457	14	0.79451	26	0.78437
3	0.80374	15	0.79361	27	0.78352
4	0.80290	16	0.79283	28	0.78267
5	0.80207	17	0.79198	29	0.78182
6	0.80123	18	0.79114	30	0.78037
7	0.80039	19	0.79029	31	0.78012
8	0.79956	20	0.78945	32	0.77927
9	0.79872	21	0.78860	33	0.77843
10	0.79878	22	0.78775	34	0.77756
11	0.79704	23	0.78691	35	0.77671

实验9　液体表面张力系数的测量

【实验目的】

1. 观察毛细现象，掌握用毛细管测量液体表面张力系数的方法。
2. 了解读数显微镜的结构、工作原理，掌握它的测量方法。

【实验器材】

读数显微镜，毛细管，直尺，橡皮筋，支架，温度计，打气球，蒸馏水，酒精，玻璃皿。

【实验原理】

弯曲液面附加压强 $\Delta P=\frac{2\alpha}{r}$，$\alpha$ 为表面张力系数。

浸润液体上升，高度为 h，如图 9-1 所示。

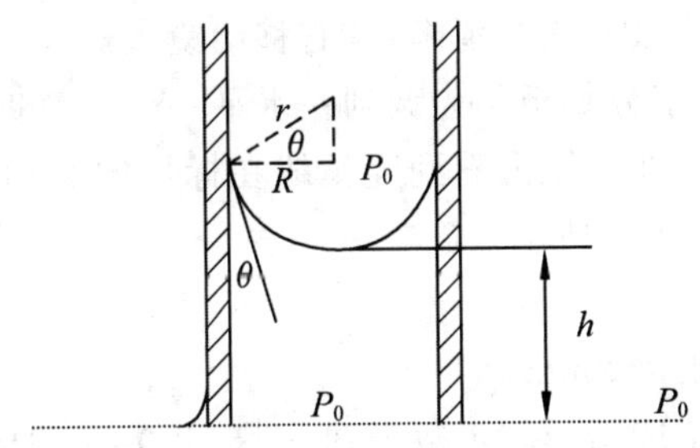

图 9-1　毛细管中浸润液体产生的附加压强

$$(P_0-\Delta P)+\rho gh=P_0$$

$$\Delta P=\rho gh$$

$$\rho gh=\frac{2\alpha}{r}$$

毛细管内半径为 R，$r=\frac{R}{\cos\theta}$，$\alpha=\frac{\rho hgR}{2\cos\theta}$

水和酒精 $\theta\approx 0^{\circ}$，$\alpha=\frac{\rho ghR}{2\cos\theta}$

只要测出 h 和 R，即可求出 α。

仪器描述：

JCD-IIA 型读数显微镜主要由镜筒、物镜、目镜、读数鼓轮和底座构成，外形结构如图 9-2 所示、光学系统如图 9-3 所示。

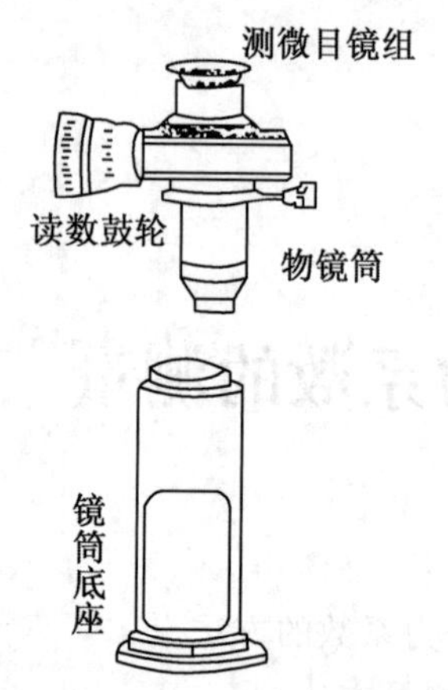

图 9-2 读数显微镜的基本结构

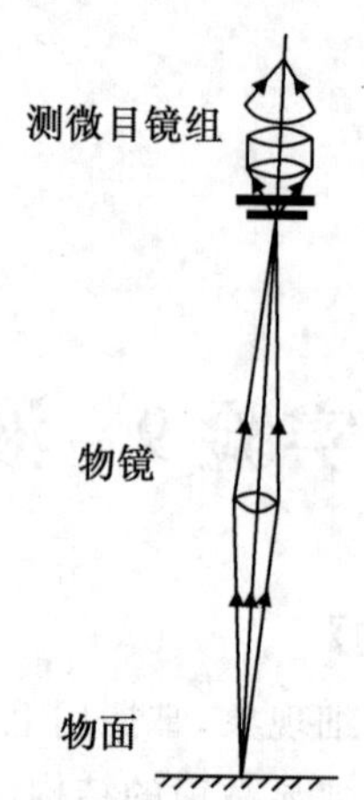

图 9-3 读数显微镜光学系统图

从目镜内视，可见由上、下分划板上的标尺和长线叠加在一起的图像，如图 9-5 所示的镜筒底下标尺，其最小刻度是 1mm。镜筒的左右位置由读数鼓轮来调节，上有 100 个格，如图 9-4 所示。每一格代表在标尺上移动 0.01mm。因此读数鼓轮每旋转一格，镜筒就动 0.01mm。

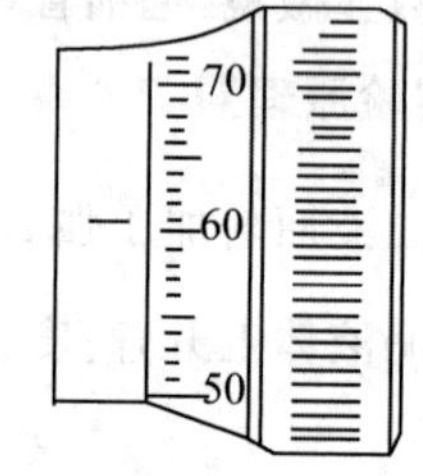

图 9-4 读数鼓轮刻度

测量时前后移动镜筒让被测物体清晰，左右移动镜筒让十字分划板的竖线(十字分划板预先调到一水平一竖直)与物体的左右边相切，在目镜内看到竖长线在标尺的2～3之间，读数鼓轮的指示线指在 61 格处，如图 9-4 及图 9-5 所示。

读数方法：

①毫米整数由标尺读出为 2mm。

②毫米小数由读数鼓轮读出。其示数为 0.01×61.0＝0.610(mm)。

③两者相加即为镜筒位置读数为，2＋0.610＝2.610(mm)。

读数显微镜是用来测量某些细微物件的线度的。如在物面(镜筒底座下端面)上有一圆孔，从镜内可见如图 9-6 所示图像。旋转读数鼓轮使竖长线与圆孔一边相切，使一读数为 4.000mm。然后再转动鼓轮，使竖长线与圆孔另一边相切，又得一读数 4.830mm。两次读数之差为：4.830－4.000＝0.830(mm)，这就是圆孔的直径。

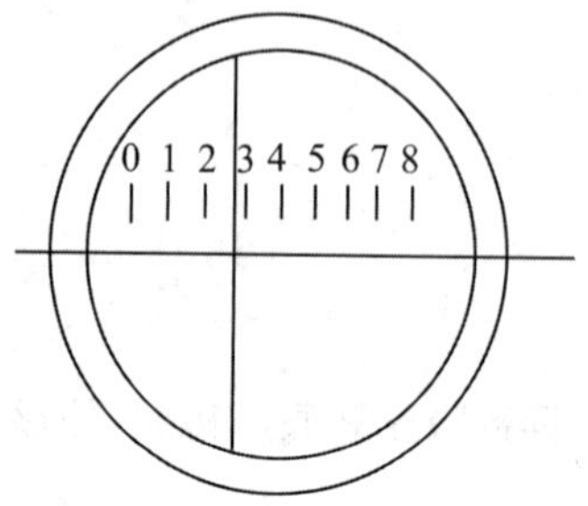

图 9-5 上、下分划板的标尺与长线叠加图像

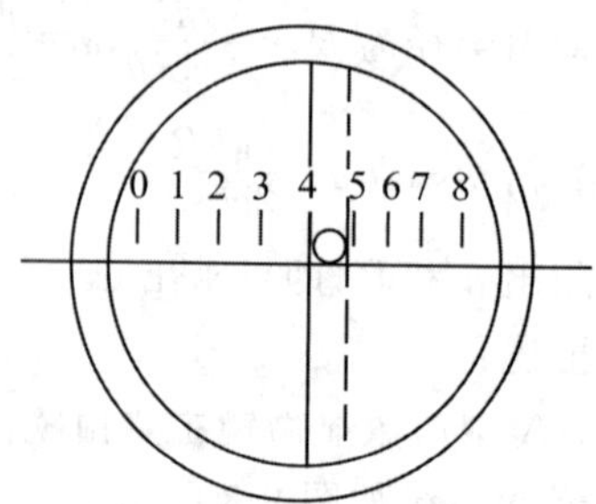

图 9-6 读数显微镜测量原理

【实验步骤】

1. 用读数显微镜测量玻璃毛细管直径(实验装置如图 9-7)

①调节目镜使十字分划板清晰,呈水平竖直线。

②将带毛细管的直尺用支架夹好,物镜对准一根毛细管口,前后调节镜筒,使管口清晰。

③旋转读数鼓轮,使竖线与管口内壁相切,得一读数。然后再转动读数鼓轮,与管口内壁的另一边相切,得一读数。两读数之差,即为管径。

④同法再测出另一根毛细管的内径。

2. 测量水和酒精的表面张力系数(实验装置如图 9-8)

①将毛细管用蒸馏水冲洗干净。两管都要冲洗,不要留有气泡。

②将直尺(带毛细管,管口应比尺子尖长)固定于支架上,竖直插入盛蒸馏水的烧杯中,尺尖接近液面,然后用滴管滴入蒸馏水至液面接触尺子尖端。

③读出蒸馏水在毛细管中的高度。

④用同样的方法测出酒精在毛细管中的高度。

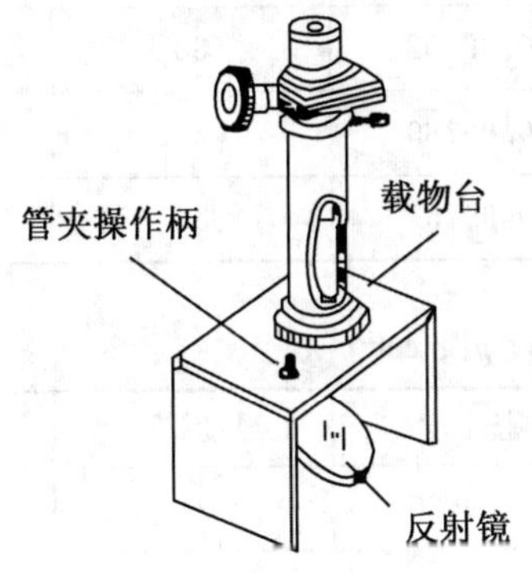

图 9-7　读数显微镜实验装置

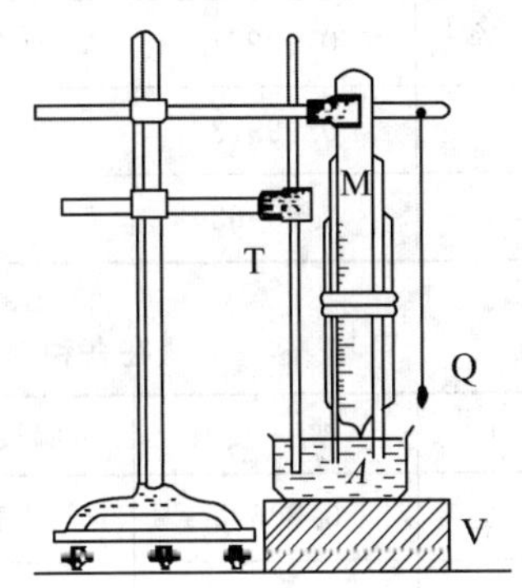

图 9-8　用毛细管测量液体表面张力系数的实验装置

【数据记录与处理】

本地重力加速度 $g=$

温度 $t=$

求出水和酒精的 α 及百分误差。

表 9-1

液体	毛细管序号	横向(m)			纵向(m)			平均直径(m)	上升高度(m)	α (N/m)	$\bar{\alpha}$ (N/m)
		左端读数	右端读数	内径	左端读数	右端读数	内径				
水	1										
	2										
酒精	1										
	2										

表 9-2 水在不同温度时的密度 ρ(g/cm³)

温度(℃)	密　度	温度(℃)	密　度	温度(℃)	密　度
0	0.99987	12	0.99952	24	0.99732
1	0.99993	13	0.99940	25	0.99707
2	0.99997	14	0.99927	26	0.99681
3	0.99999	15	0.99913	27	0.99654
4	1.00000	16	0.99897	28	0.99626
5	0.99999	17	0.99880	29	0.99597
6	0.99997	18	0.99862	30	0.99557
7	0.99993	19	0.99843	31	0.99537
8	0.99988	20	0.99832	32	0.99505
9	0.99981	21	0.99802	33	0.99472
10	0.99973	22	0.99780	34	0.99440
11	0.99963	23	0.99757	35	0.99406

表 9-3 在各种温度下酒精的密度 ρ(g/cm³)

温度(℃)	密　度	温度(℃)	密　度	温度(℃)	密　度
0	0.80625	12	0.79620	24	0.78606
1	0.80541	13	0.79535	25	0.78522
2	0.80457	14	0.79451	26	0.78437
3	0.80374	15	0.79361	27	0.78352
4	0.80290	16	0.79283	28	0.78267
5	0.80207	17	0.79198	29	0.78182
6	0.80123	18	0.79114	30	0.78037
7	0.80039	19	0.79029	31	0.78012
8	0.79956	20	0.78945	32	0.77927
9	0.79872	21	0.78860	33	0.77843
10	0.79878	22	0.78775	34	0.77756
11	0.79704	23	0.78691	35	0.77671

表 9-4　各种温度下水的表面张力系数表($\times 10^{-3}$ N/m)

温度(℃)	α	温度(℃)	α	温度(℃)	α
0	75.63	12	73.80	24	71.96
1	75.47	13	73.65	25	71.81
2	75.31	14	73.50	26	71.65
3	75.16	15	73.35	27	71.50
4	75.01	16	73.20	28	71.34
5	74.86	17	73.05	29	71.19
6	74.71	18	72.89	30	71.04
7	74.56	19	72.73	31	70.87
8	74.41	20	72.58	32	70.71
9	74.26	21	72.43	33	70.56
10	74.11	22	72.27	34	70.40
11	73.96	23	72.11	35	70.23

表 9-5　各种温度下酒精的表面张力系数($\times 10^{-3}$ N/m)

温度(℃)	α	温度(℃)	α	温度(℃)	α
0	24.05	9	23.09	18	22.39
1	23.93	10	23.00	19	22.33
2	23.81	11	22.91	20	22.27
3	23.70	12	22.83	21	22.22
4	23.59	13	22.74	22	22.16
5	23.48	14	22.67	23	22.11
6	23.38	15	22.59	24	22.07
7	23.28	16	22.52	25	22.03
8	23.18	17	22.45	26	21.99

【注意事项】

(1)注意保持清洁。

(2)毛细管管口应正对物镜,不能倾斜。

(3)直尺应竖直插入液体,应读凹液面的切线。

(4)毛细管很脆,应防止折断。

(5)读数显微镜应轻拿轻放。

思考与练习题

1. 读数显微镜包括________、________、________、________、________五部分。
2. 读数鼓轮读数能精确到________。
3. 读数时，液体高度应看凹液面________到液面的距离。

实验 10　长度的测量

长度测量是最基本的测量，各种各样的物理测量仪器外观虽然不同，但其标度大都是按照一定的长度划分的。测量长度的方法和仪器有多种多样，最基本的测量工具是米尺、游标卡尺和螺旋测微器。这三种量具测量长度的范围和准确度各不相同，需视测量的对象和条件进行选用。当长度在 10^{-3}cm 以下时，需用更精密的长度测量仪器(如比长仪)，或者采用其他方法(如利用光的干涉或衍射等)来测量。

【实验目的】

1. 掌握游标卡尺和螺旋测微装置的原理，学会游标卡尺和螺旋测微器的正确使用。
2. 学习数据记录；掌握等精度测量中误差的估算方法和有效数字的基本运算。

【实验器材】

游标卡尺，螺旋测微器，测量显微镜，圆柱体，钢球，钢丝，长方形金属块。

【实验原理】

1. 游标卡尺

(1)结构　游标卡尺的构造如图 10-1 所示。主尺 D 是一根具有毫米分度的直尺，主尺头上有钳口 A 和刀口 A′。D 上套有一个滑框，其上装有钳口 B 和刀口 B′及尾尺 C，滑框上刻有附尺 E，又称游标。当钳口 A 与 B 靠拢时，游标的 0 线刚好与主尺上的 0 线对齐，这时读数是 0。测量物体的外部尺寸时，可将物体放在 A，B 之间，用钳口夹住物体，这时游标 0 线在主尺上的示数，就是被测物体的长度。同理，测量物体的内径时，可用 A′，B′刀口；测孔眼深度和键槽深度时可用尾尺 C。

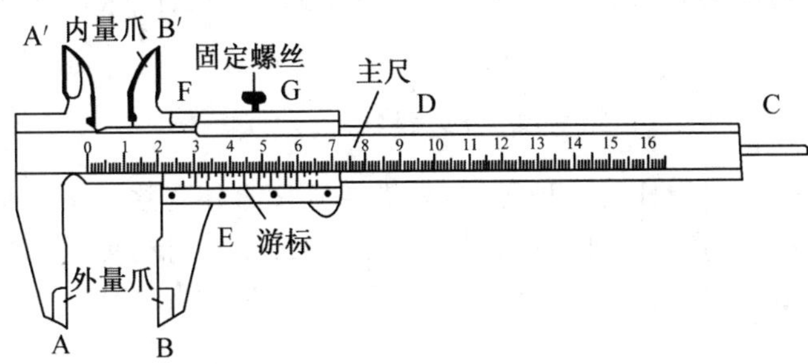

图 10-1　游标卡尺

(2)读数原理　利用游标和主尺配合，至少可以直接较准确读出毫米以下 1 位或 2 位小数。在 10 分度的游标中，10 个分度的总长度刚好与主尺上 9 个最小分度的总长相等，这样每个分度的长是 0.9mm，每个游标分度比主尺的最小分度短 0.1mm。当游标 0 线对在主尺上某一位置时，如图 10-2 所示，毫米以上的整数部分 y 可以从主尺上直接读出，$y=11$mm；读毫米以下的小数部分 Δx 时，应细心寻找游标与主尺上的刻线对得最齐的那一条线，图 10-2 中，游标上第 6 条线对得最齐，要读的 Δx 就是 6 个主尺分度与 6 个游标分度之差。因 6 个主尺分度之长是 6mm，6 个游标分度之长是 6×0.9mm，故

$$\Delta x=6-6\times 0.9=6\times(1-0.9)=0.6(\text{mm})$$

从而总长

$$l=y+\Delta x=11+0.6=11.6(\text{mm})$$

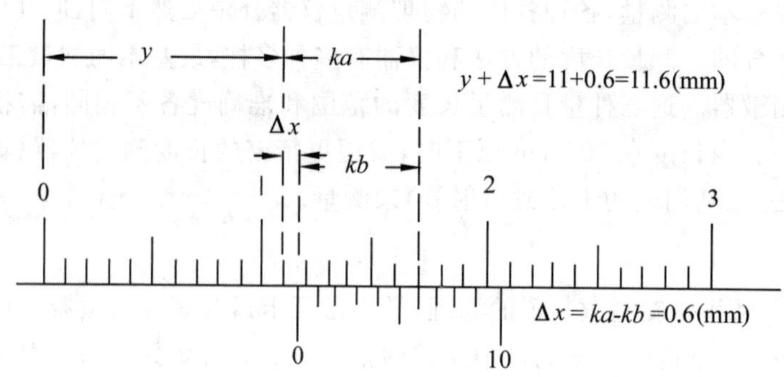

图 10-2　读数原理(一)

为了读数精确，还可用 20 分度和 50 分度的游标，它们的原理和读数方法都相同。如果用 a 表示主尺上最小分度的长度，b 表示游标上最小分度的长度，用 n 表示游标的分度数，并且取 n 个游标分度与主尺 $(n-1)$ 个最小分度的总长相等，则每一个游标分度的长度为

$$b=\frac{(n-1)a}{n} \tag{10-1}$$

这样，主尺最小分度与游标分度的长度差值为

$$a-b=a-\frac{(n-1)a}{n}=\frac{a}{n} \tag{10-2}$$

测量时，如果游标第 k 条刻线与主尺上的刻线对齐，那么游标 0 线与主尺上左边相邻刻线的距离

$$\Delta x=ka-kb=k(a-b)=k\,\frac{a}{n} \tag{10-3}$$

根据上面的关系，对于任何一种游标，只要弄清它的分度数与主尺最小分度的长度，就可以直接利用它来读数。例如，主尺最小分度是 1mm，游标分度为 20，当游标 0 刻线在 52mm 右边时，如图 10-3 所示，游标第 9 条刻线与主尺某一刻线对齐，则待测长度

$$l=y+\Delta x=52+9\times\frac{1}{20}=52.45(mm)$$

$$\Delta x=ka-kb=9\times 0.05=0.045(mm)$$

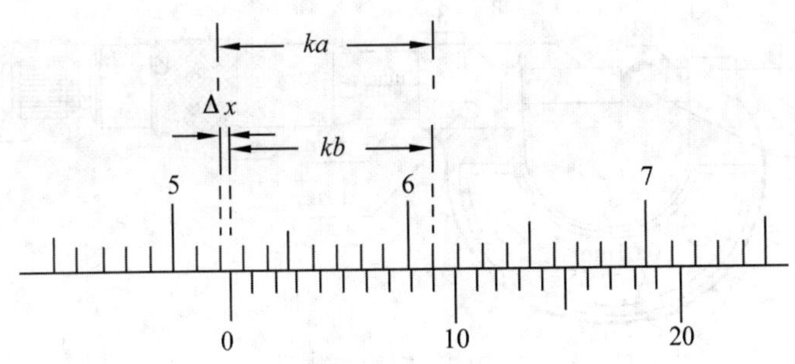

图 10-3　读数原理(二)

在图 10-2 中所示物体的长度为 11.6mm,0.6mm 是比较准确地测出的。测量中有时游标与主尺上的两条线不能完全重合,而只能判定相邻的两条游标线中,哪一条与主尺刻线更接近,因此最后 1 位可估读数的误差不大于$\frac{1}{2}(a-b)$。当游标为 20 分度时,它们的估读误差不大于$\frac{1}{2}(a-b)=\frac{1}{2}\times0.05=0.025$(mm)。由误差理论可认为误差在$\frac{1}{100}$位上。因此,图 10-3 所示的物体长度 52.45mm 后面不再加 0。而对$\frac{1}{10}$游标,读数后可加一个“0”。同理,对 50 分度的游标读数最后 1 位也只能写到$\frac{1}{100}$mm 位上。另外,在一些可以相对旋转的仪器部分上附有弯游标(或称角游标),可以较准确地读出$\frac{1}{100}$度的角度数,其原理与游标尺相同。

(3)使用注意事项

①游标卡尺使用前,首先要校正 0 点。若钳口 A,B 接触时,有 0 线与主尺 0 线不重合,应找出修正量,然后再使用。

②测量过程中,要特别注意保护钳口和刀口,只能轻轻地将被测物体卡住。不能测量粗糙的物体,不准将物体在钳口内来回移动。

2. 螺旋测微器

(1)结构与读数原理　螺旋测微器是比游标卡尺更精密的测量仪器,常见的一种如图 10-4 所示,其准确度至少可达到 0.01mm,它的主要部分是测微螺旋。测微螺旋由一根精密的测微螺旋杆和螺母套管(其螺距是 0.5mm)组成。测微螺杆的后端还带有一个 50 分度的微分筒,相对于螺母套管转过一周后,测微螺杆就会在螺母套管内沿轴线方向前进或后退 0.5mm。同理,当微分筒转过一个分度时,测微杆就会前进或后退$\frac{1}{50}\times0.5=0.01$(mm)。为了精确读出测微杆移动的数值,在固定套筒上刻有毫米分度标尺,水平横线上、下两排刻度相同,并相互均匀错开,因为相邻一上一下刻度之间的距离为 0.5mm。

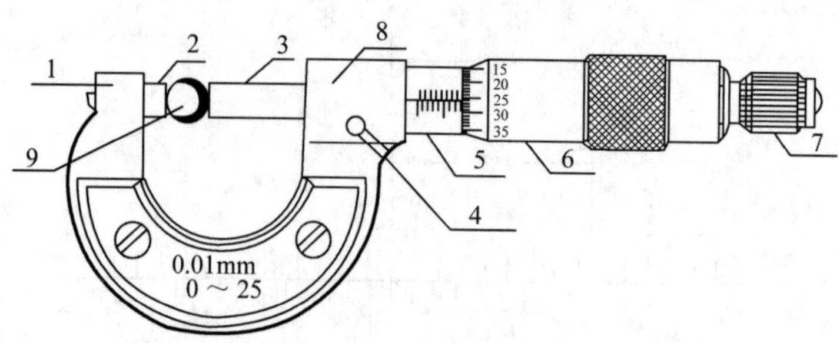

图 10-4　螺旋测微器

1.尺架　2.测砧　3.测微螺旋　4.锁紧装置　5.固定套筒
6.微分筒　7.棘轮　8.螺母套管　9.被测物

(2)使用与读数　当转动螺杆使测砧测量面刚好与测微螺杆端面接触时，微分筒锥面的端面就应与固定套筒上的 0 线相齐。同时，微分筒上的 0 线也应与固定套筒上的水平准线对齐，这时的读数是 0.000mm，如图 10-5(a)所示。测量物体时，应先将微分筒沿逆时针方向旋转，将测微杆退开，把待测物体放在测砧和螺旋之间。然后轻轻沿顺时针方向转动棘轮，当听到喀喀声时即停止。此时固定在套筒上的标尺和微分筒锥面分度上的示数就是待测物体的长度。读数时，从标尺上先读整数部分(有时读到 0.5mm)，从微分筒分度上读出小数部分，估计到最小分度的十分位，然后两者相加。例如，图 10-5(b)所示应读作 4.0＋0.185＝4.185(mm)，图 10-5(c)所示应读作 4.5＋0.185＝4.685(mm)。由此可见，螺旋测微器可以准确读到$\frac{1}{100}$mm，所以，它是比游标卡尺更为精密的测量工具。

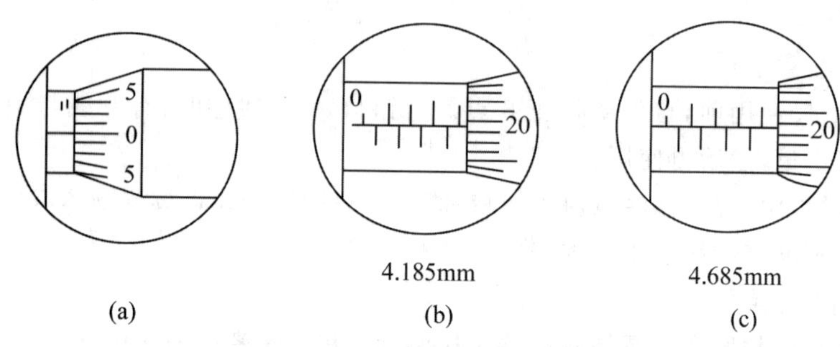

图 10-5　读数原理

(3)使用注意事项

①使用螺旋测微器测量长度时，必须先校正 0 点。当旋转棘轮，使两个测量端面接触时，若所示数值不为 0，一定找出修正量，然后再进行测量。

②测量过程中，当测量面与物体之间的距离比较大时，可以旋转微分筒去靠近物体。当测量面与物体间的距离甚小时，一定要改用棘轮，使测量面与物体轻轻接触，否则易损伤测微螺杆，降低仪器准确度。

③测量完毕应使测量面之间留有空隙，以防止因热膨胀而损坏螺纹。

3. 测量显微镜

(1)结构　测量显微镜是用来测量微小长度和微小距离的,它主要由三部分组成:低放大倍数的显微镜,微小测量长度部分(多分度的游标或螺旋测微器)和机械部分(图10-6)。显微镜装在一个由丝杆带动的镜筒支架上,这个支架连同显微镜安装在底座支架上。物镜通过调焦手轮3、测微手轮12上下左右移动。底座上设有玻璃平台和压紧弹簧,可放置被测物体,底座中间装有平面反光镜9。测微手轮12同螺旋测微器的微分筒一样,均匀刻有100个分度,转动12可以带动显微镜沿标尺13左右移动,标尺的最小分度为1mm。测微手轮转动一周,显微镜沿标尺移动1mm,手轮转动一个分度,移动的微小距离为$\frac{1}{100}$mm,故可以准确读出$\frac{1}{100}$mm,估读到$\frac{1}{1000}$mm。有的读数显微镜测微手轮12上没有分度,而用50或者100分格的游标代替标尺指示线。

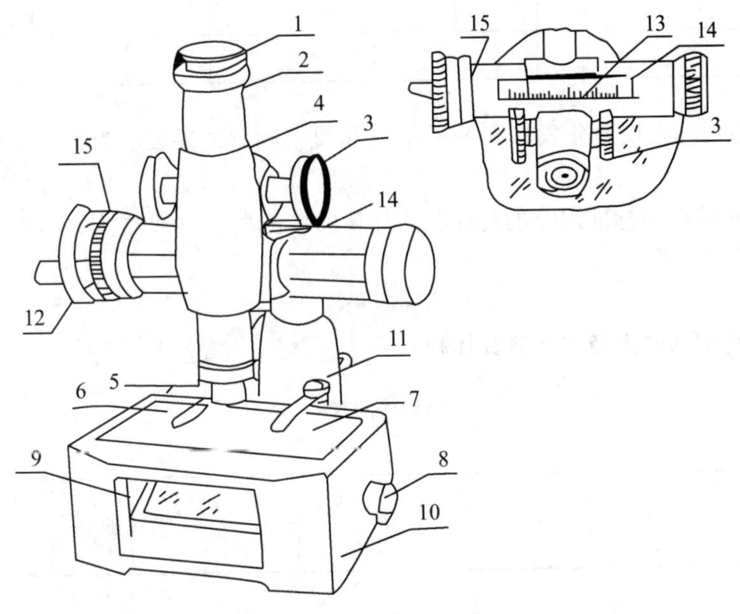

图10-6　测量显微镜

(2)使用与读数　使用方法如下:

①按要求将物镜对准待测物体。

②调节显微镜的目镜到可清楚看到叉丝为止。

③旋转手轮,调节显微镜的焦距,使待测物体成像清楚。

④转动目镜,使叉丝竖线与待测物体的一个端面平行,并旋转测微手轮,使叉丝竖线与端面边线重合(或与待测的孔径一点相切),并记下标尺的数值L_1。读数方法与螺旋测微器或游标卡尺相同。继续旋转测微手轮12,使叉丝竖线与待测物体另一端面边线重合(或与待测孔径对称的另一点相切),并读出标尺指示的数值L_2,两次读数之差ΔL,即为待测物体的长度(或孔径的大小)。

(3)使用注意事项

①测量前应将各紧固手轮旋紧,以防止发生意外。

②测量长度时，显微镜的移动方向应和待测长度平行。

③在同一次测量中，测微手轮必须恒向一个方向旋转，以避免倒向产生回程误差。

【实验内容与步骤】

1. 用游标卡尺测量圆柱体的直径和高并计算体积。
2. 用螺旋测微器测量小钢球的直径。
3. 用卡尺、螺旋测微器测长方形金属块的长、宽和厚度并计算体积。
4. 用读数显微镜测量钢丝的直径。

表 10-1　圆柱体的直径和高

仪器：卡尺　　最小分度：______　　零点 δ：______

测量次数	1	2	3	4	5	6	7	8	9	平均值
直径 D/mm										
高 h/mm										

用平均值的标准误差公式计算 $S_{\overline{D}}$，$S_{\overline{h}}$，并将直接测量结果表示为 $D=\overline{D}\pm S_{\overline{D}}$；$h=\overline{h}\pm S_{\overline{h}}$

1. 用直接结果和标准误差的传递公式计算间接测量——圆柱体的体积及标准误差，并表示为

$$V=\overline{V}\pm S_{\overline{v}}$$

2. 记录小钢球的直径并计算其体积。

表 10-2　小钢球的直径

仪器：卡尺　　最小分度：______　　零点 δ：______

测量次数	1	2	3	4	5	6	7	8	9	平均值
直径 D/mm										

计算 $S_{\overline{D}}$，将直接测量结果表示为 $D=\overline{D}\pm S_{\overline{D}}$，再利用球体的体积公式和误差传递公式，计算 $\overline{V}$ 和 $S_{\overline{v}}$，并表示为 $V=\overline{V}\pm\Delta V$。

3. 记录金属块的长、宽和厚度并计算体积。

记录表格自拟，数据处理可按照标准误差或者绝对误差计算，最后表示为 $V=\overline{V}\pm\Delta V$。

4. 记录并计算钢丝直径。

表格自拟，由等精度测量 $d_1,d_2,\cdots,d_n$，计算钢丝直径的平均值及其标准误差，并表示为 $d=\overline{d}\pm S_{\overline{d}}$。

思考与练习题

1. 用游标卡尺、螺旋测微器测长度时，怎样读出毫米以下的数值？

2. 何谓仪器分度值？米尺、20分度游标卡尺和螺旋测微器的分度值各为多少？如果用它们测量约7cm的长度，问各能读得几位有效数字？

3. 使用螺旋测微器时应注意些什么？

4. 有一角游标，主尺29分度（29分格）对应于游标30分格，问这个角游标的分度值是多少？有效数字最后一位应读到哪一位？

5. 已知一游标卡尺的游标刻度有50个，用它测得某物体的长度为5.428cm，在主尺上的读数是多少？通过游标的读数是多少？游标上的哪一刻度线与主尺的某一刻度线对齐？

6. 小制作：(1)用硬纸片制作一个准确度为$\frac{1}{10}$mm游标卡尺；(2)利用硬纸板给半圆仪加一个准确度为$6'$的角游标。

实验 11　用显微镜测量微小物体的长度

【实验目的】

1. 了解显微镜的结构和工作原理。
2. 学会用显微镜测量微小物体的长度。

【实验器材】

显微镜、载玻片、物镜测微尺(物尺)、目镜测微尺(目尺)、被测物等。

【实验原理】

本实验使用的是普通的生物显微镜,它的镜筒有两个透镜组,下面的一组是物镜,上面的一组是目镜。目镜由两块分开的凸透镜组成,面向物镜的一块为向场透镜,面向眼睛的一块为接目透镜,两者之间有一光阑(如图 11-1)。镜筒的下面是载物台,用来放置被测物体。适当调节载物台与物镜的距离,可以使被放置于载物台上的物体通过物镜和向场透镜成像于光阑所在的平面上,此时通过接目透镜可以观察到物体的像。

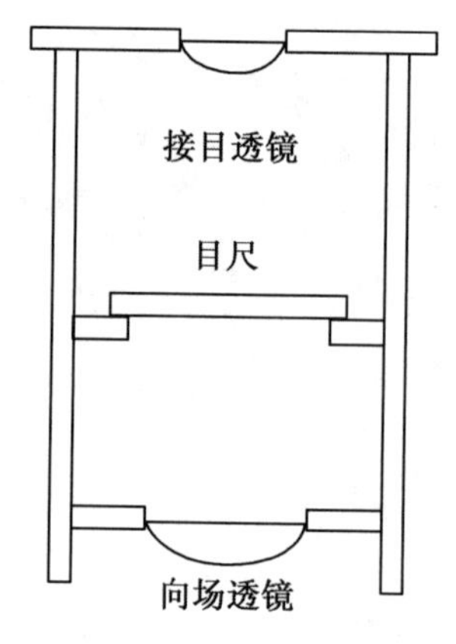

图 11-1　目镜

目镜测微尺(目尺)是直径为 2cm 的圆形玻片,其上的刻度尺通常长 10mm,100 分格,每分格实际长 0.1mm,使用时置于光阑处,它与被测物体的像处于同一平面内,通过接目透镜观察时不会产生视差。利用目尺可以测量物体像的长度。

物镜测微尺(物尺)位于一长方形玻片的中央,尺长 1mm,100 分格,每分格实际长 0.01mm,肉眼难以看到它的刻度,为了便于在显微镜下找到它,在它的外面画有一个小圆圈,如图 11-2、图 11-3 所示。它的用途一般是校正目尺。

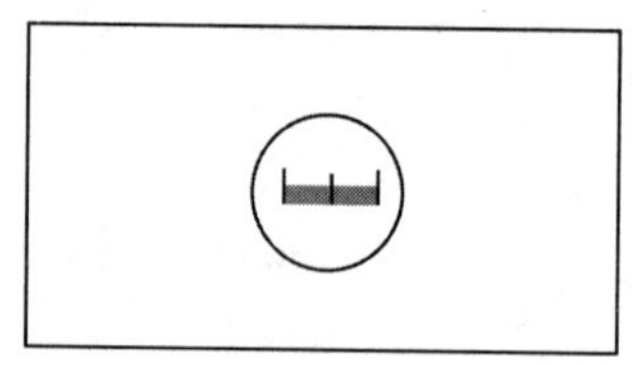

图 11-2　物镜测微尺

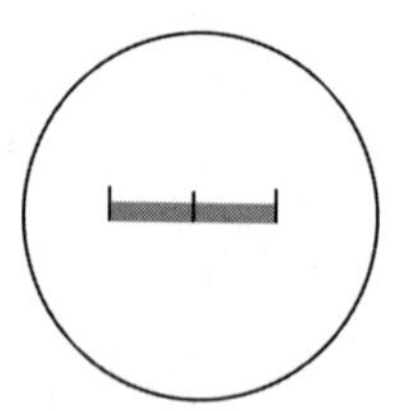

图 11-3　目镜测微尺

用显微镜测量物体的长度时，将被测物放在载物台上，目尺置于光阑处，调节物镜与物体的距离，可以通过接目透镜同时看到目尺和被测物的像，读出像相对于目尺的长度。虽然目尺上每个分格的实际长度是已知的，但是此时测量的只是物体像的长度，而不是物体的实际长度。要测量物体的实际长度，还必须用物尺来校正目尺，也就是借助于物尺来确定目尺的每个分格代表的实际长度，如图 11-4 所示。

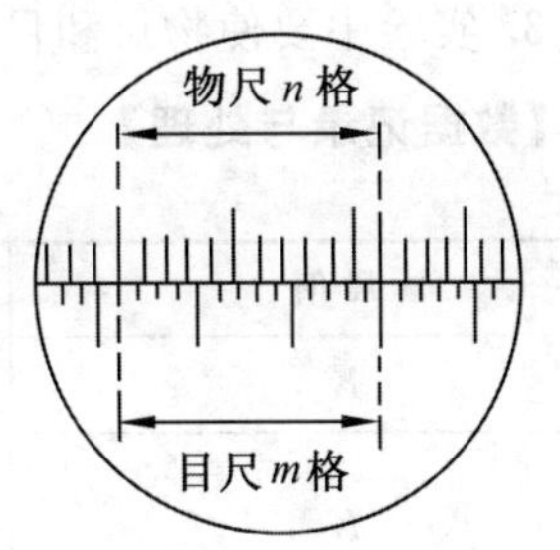

图 11-4　物尺与目尺重叠图像

校正的方法是，将物尺放在载物台上，在目镜中可以同时看到目尺和物尺的像。设目尺的每个分格代表的长度为 K，物尺每个分格的实际长度为 d，如果物尺的 n 个分格与目尺的 m 个分格等长，则 $nd = mK$，即

$$K=\frac{n}{m}d \tag{11-1}$$

物尺每个分格的实际长度 d 是已知的，由上式可以确定目尺每个分格代表的实际长度。

测量物体时，如果在视场中读出的被测物相对于目尺的分格数为 p，则物体的实际长度为

$$y = Kp \tag{11-2}$$

【实验步骤】

1. 用 10×物镜确定目尺的 K_1 值

(1)将物尺置于载物台上，使有刻度的一面向上，用 10×物镜观察，调节显微镜使物尺成最清晰的像。

(2)将目尺置于光阑处(取下目镜筒，将上面的接目透镜旋下，将目尺放入镜筒内的光阑上，有刻度的一面向上，再将接目透镜旋回)，在视场中将同时看到物尺和目尺，转动目镜、移动载物台，使两尺平行并拢。

(3)找出两尺相互对齐的两对刻度线，然后读出两对刻度线之间物尺和目尺的分格数 n 和 m，由(11-1)式确定目尺的 K_1 值。

2. 用 10×物镜测量头发的直径 D_1

从载物台上取下物尺，换上粘有头发的载玻片，在视场中由目尺读出头发的直径分格数 p，由(11-2)式求出 D_1。

3. 用 40×物镜确定目尺的 K_2 值

方法同步骤 1。如果在视场中不容易找到物尺，可先用低倍物镜找到物尺的像，移至视场中央，然后再换用 40×物镜，这样较容易找到物尺的像。

4. 用 40×物镜测量两个大小不同的红血球的直径 D_2，D_3

用红血球标本片作为被观察物，方法同步骤 2。

【注意事项】

1. 不得用手触及物尺、目尺表面，用完后立即用擦镜纸包好放回盒内。
2. 在调节显微镜时，要确保物镜不与物尺或被测物相碰，以免将它们损坏。

3. 实验中要使物尺和目尺的刻度朝上。

【数据记录与处理】

K 值	P 值	D 值
K_1	P_1	D_1
K_2	P_2	D_2
	P_3	D_3

实验 12　声速测量

【实验目的】

1. 了解超声波产生的方法和声速测量仪的结构。

2. 学习函数发生器和示波器的使用方法。

3. 学会声速测量的原理。

【实验器材】

声速测量仪、函数发生器、示波器、水槽、连接导线等。

超声波知识概述：

众所周知，频率在 20～20000Hz 的机械波可以引起人的听觉，称为声波。频率低于 20Hz 的机械波称为次声波，频率高于 20000Hz 的机械波称为超声波。次声波、声波和超声波仅频率不同，无本质上的区别。但超声波除具有声波的通性外，由于其频率高、波长短，因而还具有一系列的特性。

高频超声波最明显的传播特性是方向性好。由于超声波波长比在同一种介质中的声波波长短得多，衍射现象不明显，所以超声波是近似直线传播的，容易得到定向而集中的超声波束。超声波和光线一样，可用适当的方法会聚和发散。

超声波的穿透本领大。超声波在媒质中传播时，其强度按布给尔－朗伯规律衰减：$I=I_0e^{-\mu x}$。媒质的 μ 吸收系数越小，衰减越慢，我们说超声波对该媒质的穿透力强，或穿透本领大。相反，媒质的 μ 值大，穿透本领小。固体、液体的 μ 值较小，因此，超声波容易穿透固体和液体。在人体中水、脂肪和软组织的 μ 值比较小，而空气、骨骼和肺组织的 μ 值较大，超声束容易穿透水、脂肪和软组织，不易穿透空气、骨骼和肺组织。由于媒质的 μ 值不仅与媒质的性质有关，而且随波的频率的增加而变大，故超声波频率提高时，穿透本领则下降。

超声波碰到杂质或媒质分界面时会产生显著的反射。只有当反射体的线度比波长大数倍时，才能引起明显的反射，高频超声波的波长很短，所以较小的反射体，如钢件中的气泡、人体组织中的病变都能引起明显反射。在超声诊断中，正是这种回波或回声形成了超声图像。

由于波的强度正比于频率的平方，所以在相同振幅时，超声波比普通声波具有大得多的能量。近代超声技术、超声波因其特性在医学、生产及科研诸多方面得到了广泛应用，如诊断定位、清洗、杀菌、制药等技术。超声波在医学中的应用，有超生诊断、超生治疗和生物组织超声特性的研究等三个方面，其中超生诊断发展最快，现已有多种超生诊断仪供临床应用。声速是描述声波传播特性的重要物理量。为了更好地利用超声波进行科学研究和临床应用,分析测量超声波的声速是一项重要事情。

【实验原理】

1. 超声波的产生与探测

产生超声波的方法很多,在医用的超声波仪器中,常用的超声波发生器主要由高频脉冲发生器和压电式换能器两部分组成。

高频脉冲发生器用以产生超声频电振荡。常用的脉冲回波法,频率选择在 1～15MHz ,在满足探测的条件下,尽可能采用较高频率。大多数超声诊断仪中采用脉冲形式,即振荡是间歇地进行的,每隔一定时间重复一次。每秒重复次数,称为重复频率(约 1000 次/秒),每次振荡持续时间,称为脉冲宽度(约几毫秒)。

压电式换能器,也叫探头,它是利用某些晶体的压电效应做成的。当这种晶体的特定方向上相对的两表面受到压力或拉力,使它的厚度发生变化时,这两个面上就出现等量异性电荷。受压或受拉时,在表面上出现的电荷极性相反。在一定范围内,受力越大,所产生的电荷越多。当晶片受到变化的压力和拉力交替作用时,就在晶片两表面上产生同样规律的电压变化,这种现象称为正压电效应。反之,当这两个表面上加上电压时,晶片的厚度将视电场方向而变化,这种现象称为逆压电效应。将该晶片相对的两表面镀上薄银层,焊上导线作为电极,就构成了一个简单的探头,可以发射超声波,也可以接收超声波。

2. 空气中声速的理论计算公式

在理想气体中声波的传播速度为:

$$v=\sqrt{\frac{rRT}{\mu}} \tag{12-1}$$

式中 $r=C_p/C_v$ 称为比热比,即气体定压比热容与定容比热容的比值,μ 是气体的摩尔质量,T 是绝对温度,$R=8.31441\text{J/(mol·K)}$为普适气体常数。由(12-1)式可见,声速与温度有关,还与摩尔质量 μ 及比热比 r 有关。因此测定声速可以推算出气体的一些参数。利用(12-1)式的函数关系还可以制成声速温度计。

在正常情况下,干燥空气成分按重量比为:

氮:氧:氩:二氧化碳=78.084:20.946:0.934:0.033

它的平均摩尔质量为 $\mu_0=28.94\times10^{-3}\,\text{kg/mol}$。在标准状态下,干燥空气中的声速为 $v_0=331.5\text{m/s}$。在温度 t℃下,干燥空气的声速为:

$$v=v_0\sqrt{1+\frac{t}{T_0}} \tag{12-2}$$

式中 $T_0=273.15\text{K}$。由于空气实际上并不是干燥的,总含有一些水蒸气,经过对空气平均摩尔质量 μ_0 和比热比 r 的修正,在温度为 t 的空气中,声速为:

$$v=331.5\sqrt{\left(1+\frac{t}{T_0}\right)0.3192\,\frac{rp_s}{p}} \tag{12-3}$$

式中 p_s 为 t℃时空气的饱和蒸汽压,可从饱和蒸汽压和温度的关系表中查出,p 为大气压,取 $p=1.013\times10^5\,\text{Pa}$ 即可,由这些气体参量可以算出声速,故(12-3)式可作为空气中声速的理论计算公式。

3. 声速的实验测量方法

驻波是由振幅相同、频率相同、振动方向相同而传播方向相反的两列波叠加而成的。驻波是一种特殊的干涉现象。叠加区内振幅为零的点称为波节。相邻两波节之间的各点有不同的振幅，越靠近波节振幅越小，中点的振幅最大，振幅最大的点称为波腹。

设两振幅相同、频率相同的简谐波，一个波沿 x 轴正向传播，一个沿 x 轴负方向传播，取两波的振动相位始终相同的点作为坐标轴的原点，并且在 $x=0$ 和振动质点向上移动到最大位移时开始计时间，即使得该处质点振动的初相为零，则沿正、反方向传播的简谐波的方程为：

$$S_1 = A\sin 2\pi\left(\frac{t}{T}-\frac{x}{\lambda}\right)$$

$$S_2 = A\sin 2\pi\left(\frac{t}{T}+\frac{x}{\lambda}\right)$$

叠加后各质点的位移为：

$$S=S_1+S_2=A\sin 2\pi\left(\frac{t}{T}-\frac{x}{\lambda}\right)+A\sin 2\pi\left(\frac{t}{T}+\frac{x}{\lambda}\right)=\left(2A\cos\frac{2\pi x}{\lambda}\right)\sin\omega t \qquad (12\text{-}4)$$

上式就是驻波方程。方程中 $\left(2A\cos\frac{2\pi x}{\lambda}\right)$ 与时间无关，这个因子表示合振幅，而且随位置不同作余弦变化；后一因子（$\sin\omega t$）是时间的正弦函数，说明各点都在作简谐运动。

讨论：

（1）波节发生在 $\left|\cos\frac{2\pi x}{\lambda}\right|=0$ 的点，因此波节的位置可由 $\frac{2\pi x}{\lambda}=\pm(2k+1)\frac{\pi}{2}$　（$k=0,1,2,\cdots$）来决定，即

$$x=\pm(2k+1)\frac{\lambda}{4} \qquad (12\text{-}5)$$

（2）波腹发生在 $\left|\cos\frac{2\pi x}{\lambda}\right|=1$ 的点，因此波腹的位置可由 $\frac{2\pi x}{\lambda}=\pm k\pi$　（$k=0,1,2,\cdots$）来决定，即

$$x=\pm k\frac{\lambda}{2} \qquad (12\text{-}6)$$

由上面的分析可知：相邻两波节或波腹的距离为

$$x_{k+1}-x_k=\frac{\lambda}{2} \qquad (12\text{-}7)$$

（3）驻波中各质点振动的相与 $\cos\frac{2\pi x}{\lambda}$ 的正负有关。如在 $-\frac{\lambda}{4}\leqslant x\leqslant\frac{\lambda}{4}$ 区间，取正值，而在 $\frac{\lambda}{4}\leqslant x\leqslant\frac{3\lambda}{4}$ 区间，$\cos\frac{2\pi x}{\lambda}$ 取负值。可见同一波节两边各质点的振动反相。而相邻两波节之间的振动同相。所以由振动相互垂直的两列波合成的振动图形利萨如曲线所在象限不变时，振动点在同一波腹之间。由此可根据利萨如曲线象限的改变，测定光波的半波长。

声速测量仪是利用压电体的逆压电效应，即在函数发生器产生的交变电压下，使压电体产生机械振动，而在空气中激发出声波，如图 12-1 所示。

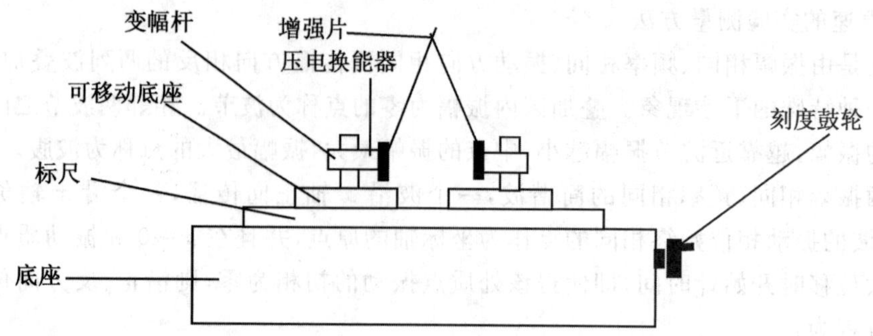

图 12-1　声速测量仪示意图

当压电陶瓷处于一交变电场时，会发生周期性的伸长与缩短。当交变电场频率与压电陶瓷管的固有频率相同时振幅最大。这个振动又被传递给变幅杆。使它产生沿轴向的振动，于是变幅杆的端面在空气中激发出声波。因此变幅杆的振动频率就是超声波的振动频率。由于超声波的波长只有几毫米，它的波长很短，定向发射性能好，而变幅杆端面(超声波波源)直径比波长大很多，可近似地认为在发射面远处的声波是平面波。

声波的传播速度 v 与声波频率 f 和波长 λ 之间的关系为：

$$v=\lambda f \tag{12-8}$$

由上式可看出，只要测出声波的频率和波长，就可以求出声速。其中声波频率可通过测量声源的振动频率得出。剩下的任务就是测声波波长，也就是本实验的主要任务。

波长可用下面两种方法测试。

1. 利萨如图形法

频率相等的两个相互垂直的简谐振动

$$x=A_1\cos(\omega t+\varphi_1)$$

$$y=A_2\cos(\omega t+\varphi_2)$$

合成后质点的轨迹方程为椭圆：

$$\frac{x^2}{A_1^2}+\frac{y^2}{A_2^2}-\frac{2xy}{A_1A_2}\cos(\varphi_2-\varphi_1)=\sin^2(\varphi_2-\varphi_1) \tag{12-9}$$

讨论：

(1)当 $\varphi_2-\varphi_1=0$ 时

轨迹方程可以简化为：$\frac{x^2}{A_1^2}+\frac{y^2}{A_2^2}-\frac{2xy}{A_1A_2}=0$

可进一步简化为：$y=\frac{A_2}{A_1}x$　(12-10)

可见其轨迹变为图 12-2 所示一、三象限内的直线。

合振动振幅为：$A=\sqrt{A_1^2+A_2^2}$

(2)当 $\varphi_2-\varphi_1=\pi$ 时

可最后简化为：$y=-\frac{A_2}{A_1}x$　(12-11)

其轨迹变为图 12-3 所示二、四象限内的直线。

图 12-2　　　　图 12-3

(3)当 $\varphi_2-\varphi_1=\frac{\pi}{2}$时

轨迹方程为：$\frac{x^2}{A_1^2}+\frac{y^2}{A_2^2}=1$　　　　(12-12)

轨迹图形为图 12-4 所示正椭圆。

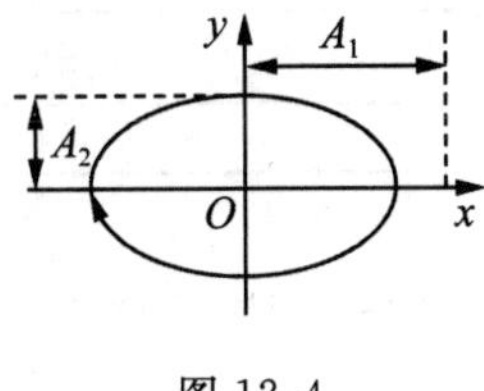

图 12-4

相位、图形与波长的关系：

当相位由 $\varphi_2-\varphi_1=0$ 改变为 $\varphi_2-\varphi_1=2\pi$ 时，相差完成一个周期的变化，图形也完成一个周期的变化回到初始状态，如图 12-5 所示。

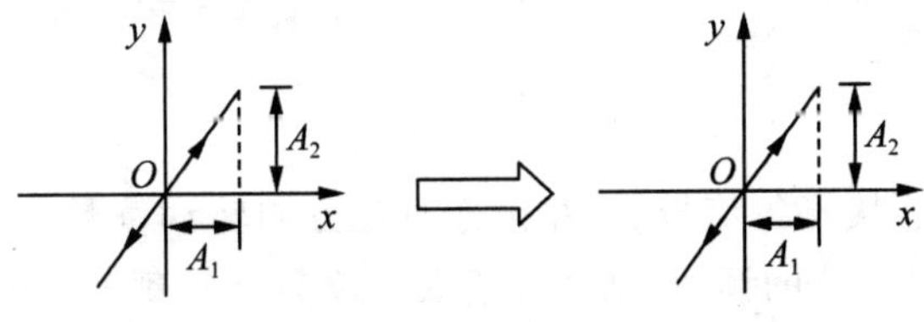

图 12-5

相应地，声速测量仪两个压电陶瓷片之间的距离变化为一个声波波长 λ。

因此我们可以根据示波器屏幕上的图形变化，测定声波的波长。

利用图形寻找同相或反相时椭圆退化为右或左斜线的点，两点间距为波长的一半。因此可求声波的速度。其优点是斜直线情况判断相位差最为敏锐。

2. 共振法

如前所述，由发射器发出的声波近似于平面波。经接收器反射后，波将在两端面间来回反射并且叠加，叠加的波可近似看作具有驻波加行波的特征。由纵波的性质可以证明，当接收器端面按振动位移来说处于波节时，则按声压来说是处于波腹。当发生共振时，接收器端面近似为波节，接收到的声压最大，经接收器转换成的电信号也最强，声压变化和接收器位置的关系可从实验中测出，图中两竖直虚线间距为波长的一半。

【实验步骤】

(1)按图 12-6(a)连接好各信号线，并按逆时针方向转动读数鼓轮，记下示波器上利萨如曲线为右斜或左斜直线的点对应声速测量仪的读数(刻度尺读数＋读数鼓轮刻度×0.01)，继续按同一方向转动，直到示波器上出现 n 次($n \geqslant 10$)利萨如曲线为左斜或右斜直线并记录声速测量仪的读数，求出可动装置移动的距离 Δx，根据 $\Delta x = n \cdot \lambda$ 算出超声波的波长，根据原理求出声速。

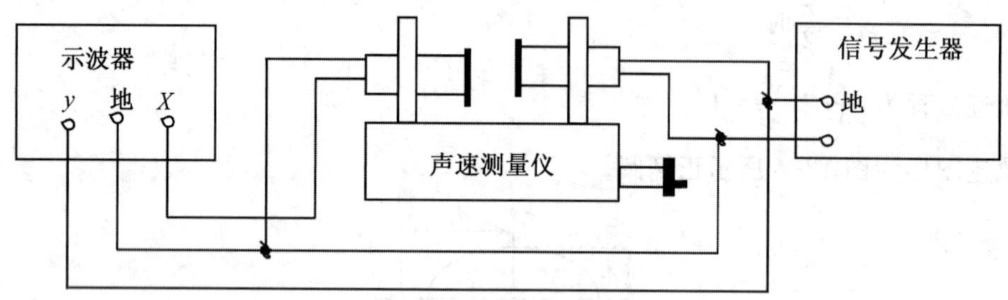

图 12-6(a) 接线图

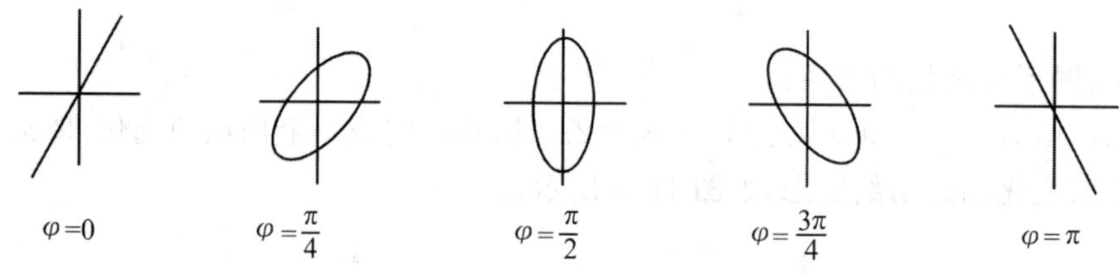

图 12-6(b) 相位差图

(2)按图 12-7(a)连接好各信号线，并按逆时针方向转动读数鼓轮，记下示波器信号为最强或最弱时声速测量仪的读数(刻度尺读数＋读数鼓轮刻度×0.01)，继续按同一方向转动，记下第 n 次($n \geqslant 10$)出现最强或最弱时的读数。根据 $\Delta x = n \cdot \frac{\lambda}{2}$ 算出超声波的波长，根据原理求出声速。

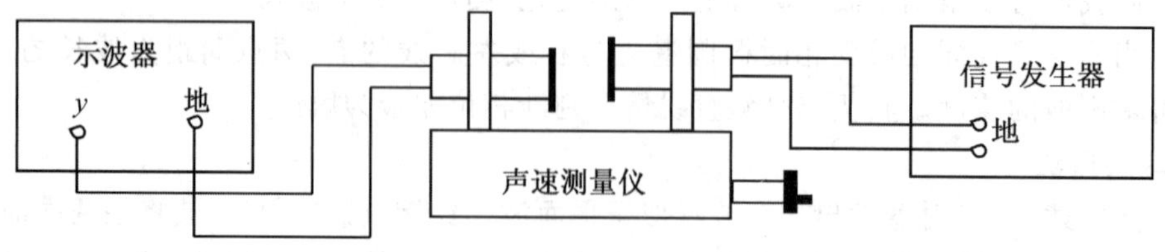

图 12-7(a) 接线图

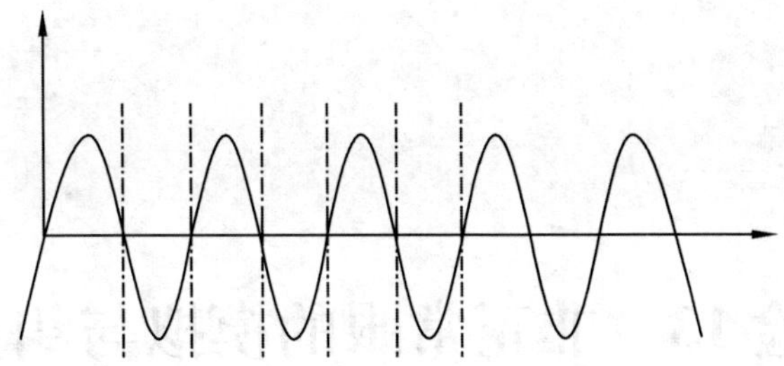

图 12-7(b)　声压变化与接收位置的关系

(3)按步骤二方法测出超声波在水中的速度。

【数据记录与处理】

测试方法	频率(kHz)	始位置(mm)	末位置(mm)	n	波长(mm)	声速(m/s)	平均速度(m/s)
利萨如图形法							
共振法							

参考频率:测空气内声速时,频率取 35kHz～45kHz;测水中声速时,频率取 1600kHz～2000kHz。

【注意事项】

1. 本实验所用为精密测量仪器,操作动作要轻。
2. 观察图形要细心,记录数据要准确。
3. 转动读数鼓轮测量数据时,要按同一方向进行。

实验 13　非正常眼的模拟与纠正

【实验目的】

学会测定透镜的焦距；加深理解眼睛成像的光学原理；掌握眼睛屈光不正的原因和矫正方法。

【实验器材】

光源，物屏(中央刻有透光箭头)，凸透镜(L)，平面反光镜，光具座，透镜夹，像屏，透镜组(A，B，C 为凸透镜，分别模拟正常眼、近视眼、远视眼；D_1 为正交方向曲率不等的凸透镜，D_2 为正交方向曲率不等的凹透镜，模拟散光眼；E 为凹透镜，模拟近视眼镜；F 为凸透镜，模拟远视眼镜；G 为凸圆柱透镜，作为模拟纠正散光眼的眼镜)。

【实验原理与说明】

(一)测定透镜焦距

1. 平行光法

由透镜成像公式知：

$$\frac{1}{u}+\frac{1}{v}=\frac{1}{f} \tag{13-1}$$

平行光入射(即 $u=\infty$)时，则 $f=v$。用这种方法测量焦距，称为“平行光法”。

2. 自准直法

如图 13-1 所示，将光源、物屏、透镜(L)和平面反光镜置于光具座上，调节它们的位置，使它们的中心等高共轴。让透镜(L)在物屏和平面反光镜之间移动，直到物屏上呈现一清晰的倒置实像为止(光路如图 13-1 所示)。由于此时从反光镜返回的光为平行光，所以透镜(L)的焦距应为物屏到透镜(L)之间的距离。采用此种方法测定透镜的焦距称为“自准直法”。

3. 同轴合并法

如图 13-2 所示，使两薄透镜密合，物 S 经透镜 L_1 成像于 S_1，再由透镜 L_2 成像于 S_2，设透镜厚度可以忽略，且两透镜间距 d 为零，则由透镜同轴合并成像公式知：

其中 f 为组合透镜的等效焦距。

$$\frac{1}{u}+\frac{1}{v}=\frac{1}{f}=\frac{1}{f_1}+\frac{1}{f_2} \tag{13-2}$$

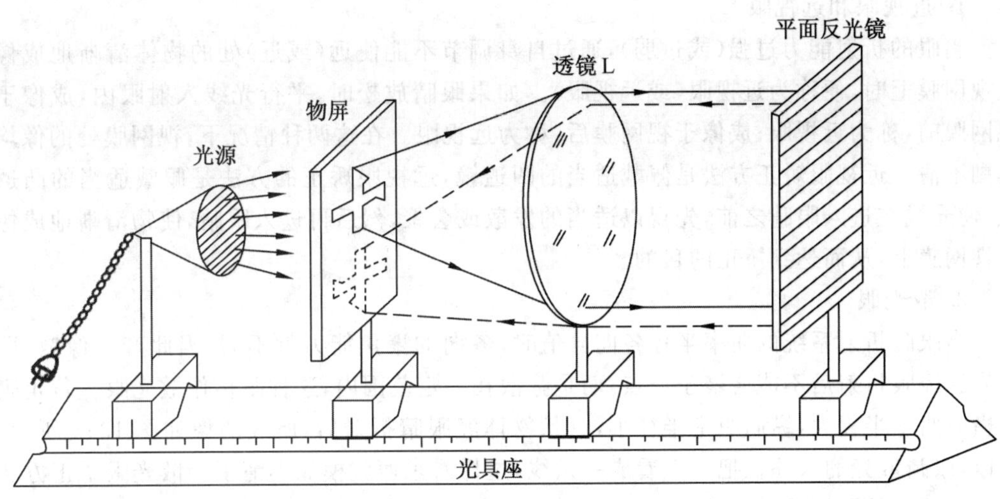

图 13-1　获得平行光的实验装置

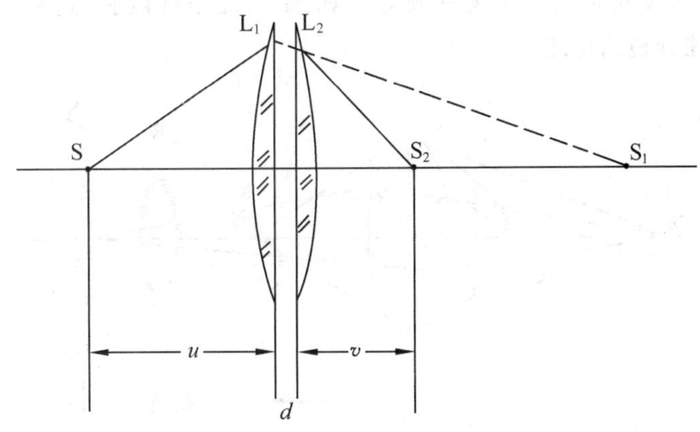

图 13-2　薄透镜组合成像

当 $u=\infty$ 时，则 $f=v$，若 f_2 已知，由公式(13-2)得：

$$f_1=\frac{ff_2}{f_2-f}=\frac{vf}{f_2-v} \tag{13-3}$$

应当指出：平行光法和自准直法均适合于测量凸透镜的焦距，而同轴合并法既适用于测量凸透镜的焦距，当满足 $f_{凸}<|f_{凹}|$ 条件时，又可测出凹透镜的焦距。在用公式(13-1)(13-2)和(13-3)时，应注意各量的符号：实物（实像）取正；虚物（虚像）取负；$f_{凸}$ 取正，$f_{凹}$ 取负。

（二）眼睛的屈光不正及矫正方法

从光学观点看，眼睛是由多种折射材料组成的共轴球面系统。当眼睛通过调节自身折射系统能使远处或近处不同的物体清晰地成像于视网膜上时，称为正常眼。否则，就是眼屈光不正。

1. 近视眼和远视眼

当眼的折射能力过强(或过弱),通过自身调节不能使远(或近)处的物体清晰地成像于视网膜上时,便称为近视眼(或远视眼)。如果眼睛放松时,平行光线入射眼内,成像于视网膜前,称为近视眼;成像于视网膜后,称为远视眼。在这两种情况下,视网膜处的像均模糊不清。近视眼矫正方法是佩戴适当的凹透镜,远视眼矫正的方法是佩戴适当的凸透镜,使光线在进入眼睛之前,先得以适当的发散或会聚,然后再进入眼睛,使物清晰地成像于视网膜上,从而达到矫正的目的。

2. 散光眼

当眼睛折射系统的曲率半径各向异值时,各向的聚焦能力就不同,因此产生像散,即点光源经眼折射后不能会聚于一点,而是弥散在一定范围内,这种眼称作散光眼。若角膜的横向曲率半径大,纵向曲率半径小,点状物体经眼睛折射后,所成的像如图 13-3 所示。所以,眼睛散光的人往往把一点看成一条线,这样看东西就模糊不清了。散光眼矫正方法是佩戴适当的圆柱透镜制成的眼镜。如果在图 13-3 中,M 处是视网膜,这种眼称为远视散光眼。为纠正眼球在水平方向(或其他方向)会聚能力差的缺陷,需佩戴凸圆柱透镜,从而使各个方向的光线同时成像于视网膜处。如果 N 处是视网膜,这种眼睛为近视散光眼,需佩戴凹圆柱透镜纠正之。

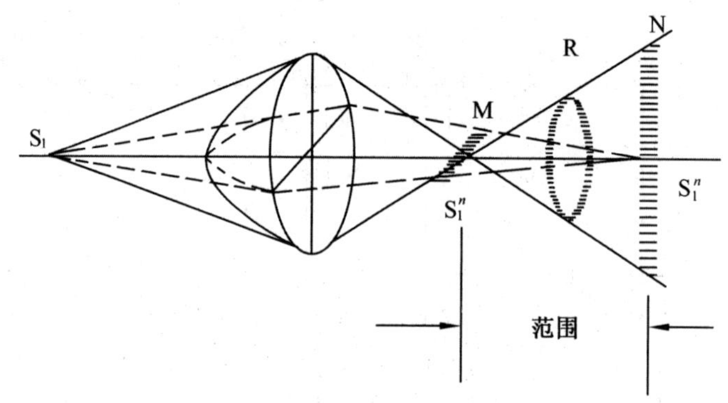

图 13-3　散光眼成像

3. 焦度和屈光度

焦度 Ψ 为焦距 f 的倒数(用来表示透镜的会聚本领)。焦度的单位为屈光度,如 $f=1\text{m}$时,则 $\Psi=\frac{1}{f}=1$ 屈光度(常称 100 度)。

为方便起见,在本实验中,称透镜 A,B,C,D 分别为 A 眼、B 眼、C 眼和 D 眼;而称透镜 E,F,G 分别为 E 镜、F 镜和 G 镜。

【实验步骤】

1. 按图 13-1 顺序布置各器件于光具座上,上下、左右调节它们的位置,使其中心等高共轴(注意平面镜的反光面应朝向透镜 L)。

2. 利用“自准直法”前后移动透镜 L,直到物屏上出现清晰的倒立实像为止(此时由透镜 L 出射的光为平行光)。完成上述步骤,则获得平行光源(即无穷远的物)。

3. 固定物屏及透镜 L 的位置，按图 13-4 顺序，将 A 眼及像屏 K 置于光具座上，前后移动像屏，直至像屏上得一清晰像为止，记录 A，K 之间的距离（即 A 镜的焦距 f_A）。重复 3 次，取其平均值$\overline{f}_A$。

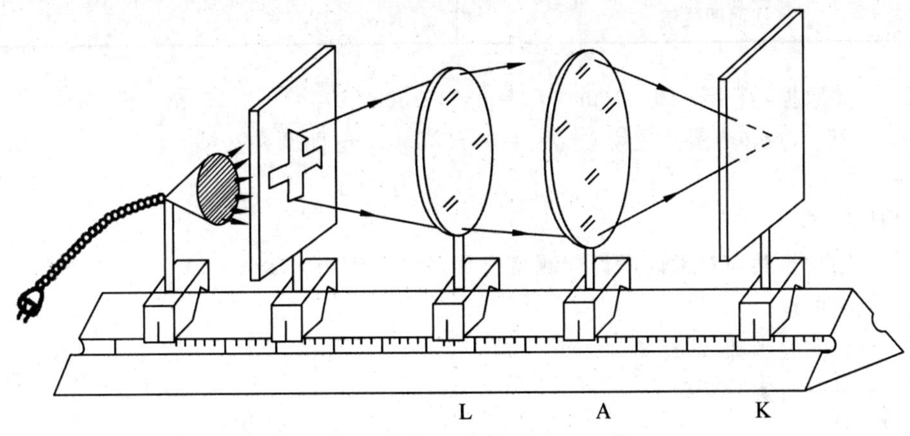

图 13-4　实验装置

4. 分别用 B 眼和 C 眼替代 A 眼的位置，仿照步骤 3，测出两镜的焦距 f_B，f_C，求出平均值$\overline{f}_B$，$\overline{f}_C$。

5. 在步骤 3 中，若视 A 镜为正常眼，则 A 镜的焦点位置（即像屏 K 的位置）就是视网膜位置。将$\overline{f}_B$，$\overline{f}_C$ 分别跟 f_A 进行比较，判断 B 眼、C 眼各为何种模拟眼。将 A 眼和屏 K 的位置固定，以 B 眼或 C 眼替代 A 眼，则屏上的像会模糊不清。

6. 将 E 镜与 B 眼密合置于 A 眼位置，不动像屏 K，若在屏上得到一清晰像，则 EB 同轴合并时的像距 $v=f_A$，这样 E 镜就矫正了 B 眼的缺陷，否则应另配镜片。由(13-3)式求出 f_E，并换算出 E 镜的度数。

7. 仿照步骤 6，用 C 眼、F 镜分别取代 B 眼、E 镜，观察 C 眼的矫正过程，并求出 f_F 和 F 镜的度数。

8. 将正交方向曲率半径不等的（A＋D_1）或（A＋D_2）镜，模拟散光眼并置于 A 眼位置，左右移动像屏 K，观察散光眼的成像情况。然后将屏 K 置于视网膜位置（即 A 镜焦点 f_A 处），用 D_2 或 D_1 镜靠近（A＋D_1）或（A＋D_2）放置，慢慢旋转 D_2 或 D_1 镜，观察像屏，直到出现清晰像为止，从而矫正了散光眼的缺陷。

【数据记录与处理】

1. 作表 13-1、表 13-2

表 13-1　　**球面眼球校正**

透镜类型	焦距（m）	光焦度（屈光度）	模拟眼类型	校正镜片光焦度	校正镜片焦距
A			正视眼		
B					
C					

表 13-2 柱面眼球校正

镜片类型(模拟散光眼)	校正镜片类型
柱面凸透镜	
柱面凹透镜	

2. 有关数据：f_L＝＋10.00cm　f_A＝＋13.15cm　f_B＝＋9.75cm　f_C＝＋30.00cm　f_{D1}＝0，＋25.00cm(凸圆柱透镜)　f_{D2}＝0，－25.00cm(凹圆柱透镜)　f_E＝－37.50cm　f_F＝＋23.530cm

设计内容：

1. 利用物像共轭对称性质设计测量会聚透镜焦距的方案。
2. 说明原理。
3. 拟出实验步骤、注意事项。
4. 记录分析实验结果。

实验 14 用分光计测量棱镜折射率

【实验目的】

熟悉折射定律，观察棱镜色散光谱现象，学会使用分光计测量棱镜折射率的原理和方法。

【实验器材】

分光计，三棱镜，钠光灯。

【实验原理】

当某一单色光由一种媒质进入另一种媒质时，由于两种媒质的折射率不同，将在媒质的分界面上发生折射现象。分别以 n_1，n_2 表示这时两种媒质的折射率，i_1，i_2 表示入射角和折射角，根据折射定律，

$$n_1 \sin i_1 = n_2 \sin i_2$$

可以计算这时这两种媒质的相对折射率$\frac{n_2}{n_1}$。媒质的折射率除了与媒质本身的材料有关以外，还与光波的波长有关，也就是说同一种媒质对不同波长的光波的折射率不同，这就是棱镜发生色散现象的原因，本实验就利用了棱镜的这种性质来测量其折射率。

三棱镜的外形如图 14-1 所示，在图 14-2 中光线由一折射面 AB 射入，由另一折射面 AC 射出发生偏折，两折射面的夹角 A 称为棱镜的顶角，它的对边 BC 称为底边，入射光线与出射光线的夹角 δ 称为偏向角，偏向角 δ 是入射角 i_1 的函数，随入射角的改变而改变。理论和实验都证明，当入射角等于出射角时偏向角最小，称为最小偏向角，记作 δ_m，利用测量棱镜顶角 A 和最小偏向角 δ_m 的方法可以测量棱镜对单色光的折射率，可以证明棱镜对单色光的折射率为

$$n = \frac{\sin \frac{A+\delta_m}{2}}{\sin \frac{A}{2}} \tag{14-1}$$

有关 δ 取值 δ_m 和上式的证明见【附 1】。本实验的测量就利用了此式。

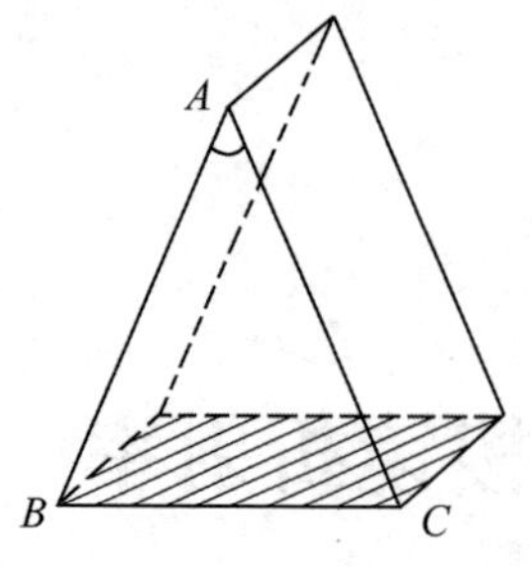

图 14-1　三棱镜外形图

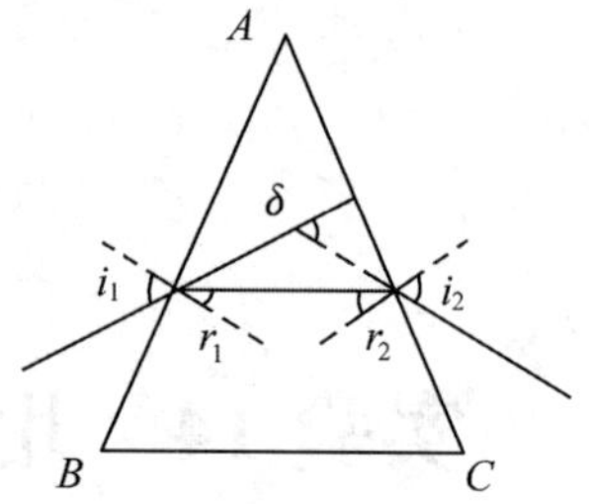

图 14-2　光线折射图

【实验步骤】

(一)分光计的调节

分光计的调节是比较细致、复杂的操作，一般在实验前都已调节好，在实验中请勿乱动。

(二)棱镜顶角 A 的测量

1. 将三棱镜顶角 A 置于小平台中央，正对着光管 c，如图 14-3 所示。

2. 先用眼睛在两反射面上分别寻找反射光线，然后再用望远镜找到它们，移动望远镜使反射光线与叉丝对准，分别读出这时的位置。

3. 上述两反射光线的夹角恰为棱镜顶角的 2 倍(证明见【附 2】)，根据 a,b 之值可求出顶角 A：

$$A=\frac{1}{2}(a-b) \tag{14-2}$$

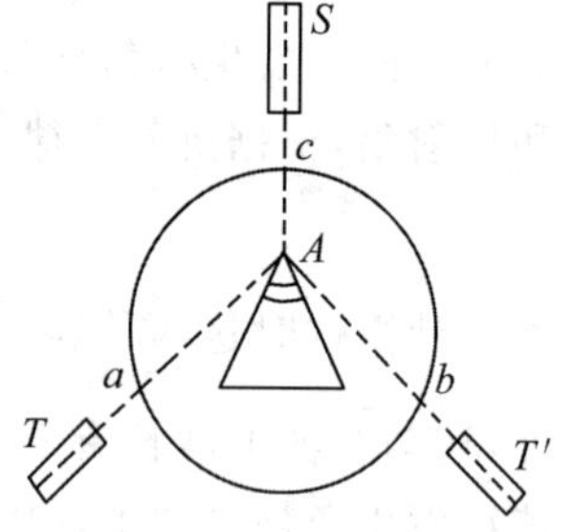

图 14-3　棱镜顶角 A 的测量

将上述测量进行三次，取平均值。

(三)最小偏向角 δ_m 的测量

1. 将光线投射到棱镜的某一折射面上，如图 14-4(a)所示，先用眼睛再用望远镜从棱镜的另一侧面上，在靠近底边的方向上找到出射光线。缓慢地旋转小平台使出射光线向偏向角减小的方向移动，直至偏向角达到最小为止，使移动望远镜的叉丝对准折射光线，读出其角度位置 d_1。

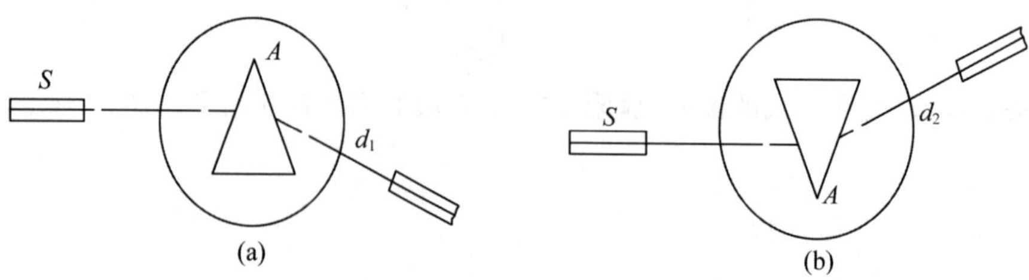

图 14-4　最小偏向角 δ_m 的测量

2. 在不移动棱镜的条件下旋转小平台，使棱镜调换方向，如图 14-4(b)所示，按上述方法测量另一侧的读数 d_2。

3. 将 d_1 和 d_2 分别测量三次，求其平均值，代入下式求出最小偏向角

$$\delta_m=\frac{1}{2}(d_2-d_1) \tag{14-3}$$

【数据记录与处理】

在实验中将测量数据填入表 14-1、表 14-2，再由(14-1)式算出棱镜对单色光的折射率。

表 14-1　　棱镜顶角 A 的测量

测量值 \ 次数	a		b		$A=\frac{1}{4}(\lvert\theta_{aL}-\theta_{bL}\rvert+\lvert\theta_{aR}-\theta_{bR}\rvert)$	$\overline{A}$
	θ_{aL}	θ_{aR}	θ_{bL}	θ_{bR}		
1						
2						
3						

表 14-2　　最小偏向角 δ_m 的测量

测量值 \ 次数	d_1		d_2		$\delta_m=\frac{1}{4}(\lvert\theta_{L2}-\theta_{L1}\rvert+\lvert\theta_{R2}-\theta_{R1}\rvert)$	$\overline{n}$
	θ_{L1}	θ_{R1}	θ_{L2}	θ_{R2}		
1						
2						
3						

【附 1】关于入射角等于出射角时偏向角最小和公式(14-1)的证明

如图 14-5 所示：

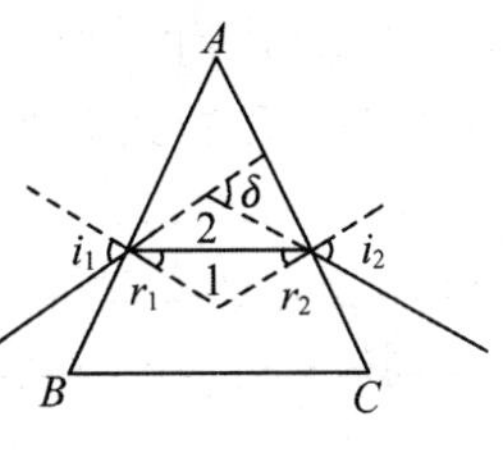

图 14-5

因为 $\angle 1+\angle A=180°$

$\angle 1+r_1+r_2=180°$

所以　$\angle A=r_1+r_2$　①

于是　$\delta=(i_1-r_1)+(i_2-r_2)=i_1+i_2-\angle A$　②

要使 δ 最小必须满足

$$\frac{d\delta}{di_1}=0,\quad \frac{d^2\delta}{di_1^2}>0$$

对②式求导，并令其为 0

$$\frac{d\delta}{di_1}=1+\frac{di_2}{di_1}=0$$

得 $$di=-di_2$$

根据折射定律

AB 面 $$\sin i_1=n\sin r_1 \quad ③$$

AC 面 $$\sin i_2=n\sin r_2 \quad ④$$

两式合并

$$\sin i_1\sin r_2=\sin i_2\sin r_1 \quad ⑤$$

对①③和④式微分

$$dr_1=-dr_2$$

$$\cos i_1 di_1=n\cos r_1 dr_1$$

$$\cos i_2 di_2=n\cos r_2 dr_2$$

可得

$$di_2=-di_1\frac{\cos r_2\cos i_1}{\cos i_2\cos r_1}$$

因为 $di_1=-di_2$,所以

$$\cos r_2\cos i_1=\cos i_2\cos r_1 \quad ⑥$$

⑤+⑥可得

$$i_1-r_2=i_2-r_1$$

⑤-⑥可得

$$i_1+r_2=i_2+r_1$$

所以

$$i_1=i_2, r_2=r_1$$

还可以证明此时$\frac{d^2\delta}{di_1^2}=-\frac{di_2}{di_1}>0$,这样就具备了 δ 取极小值的条件。

以上是关于入射角 i_1 等于出射角 i_2 时偏向角 δ 取值 δ_m 的证明,下面证明公式(14-1)。

当 $\delta=\delta_m$ 时,

$$\angle A=r_1+r_2=2r_1$$

$$r_1=\frac{1}{2}\angle A \quad ⑦$$

同时

$$\delta_m=2i_1-\angle A$$

$$i_1=\frac{1}{2}(\delta_m+\angle A) \quad ⑧$$

将⑦⑧代入③,得

$$n=\frac{\sin i_1}{\sin r_1}=\frac{\sin\frac{\angle A+\delta_m}{2}}{\sin\frac{\angle A}{2}}$$

【附 2】关于两反射光线的夹角等于顶角 2 倍的证明

以入射光线垂直于棱镜的底边入射为例，如图 14-6 所示。

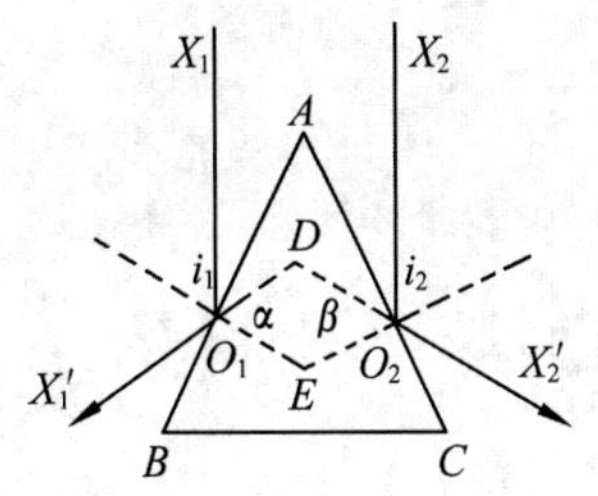

图 14-6

$$\angle X_1O_1A=\angle X_1'O_1B=\angle AO_1D$$

$$\angle X_1O_1A=\frac{1}{2}\angle A \quad \text{（平行线的内错角相等）}$$

故

$$\alpha=i_1=\frac{\pi}{2}-\angle AO_1D=\frac{\pi}{2}-\frac{1}{2}\angle A$$

同理

$$\beta=\frac{\pi}{2}-\frac{1}{2}\angle A$$

又知

$$\angle A+\angle E=\pi$$

即

$$\angle E=\pi-\angle A$$

因为

$$\angle D+\angle E+\alpha+\beta=2\pi$$

即

$$\angle D=2\pi-\alpha-\beta-\angle E$$

所以

$$\angle D=2\pi-2\left(\frac{\pi}{2}-\frac{1}{2}\angle A\right)-(\pi-\angle A)=2\angle A$$

得证。

思考题

1. 反射法测棱镜顶角 A 时，光管射出的平行光是否要垂直于棱镜的底边？

2. 测量最小偏向角 δ_m 时，入射光及出射光的方向有什么要求？最小偏向角的位置应该如何确定？

实验 15　光波波长的测定

——用分光计、衍射光栅测波长

【实验目的】

1. 了解分光计的构造和使用方法。
2. 用分光计、衍射光栅测量光波波长。
3. 用分光计观察明线光谱。

【实验器材】

分光计、光栅、钠光灯(荧光灯)、计算器、低压电源。

【实验原理】

由图 15-1 可知,从狭缝 S 射出的光线,通过透镜 L_1 后成平行光线,垂直投射到光栅 D,光栅的狭缝就成为新光源。新光源所发出的子波彼此相互干涉,在某些方向相互加强,而在另一些方向彼此减弱。

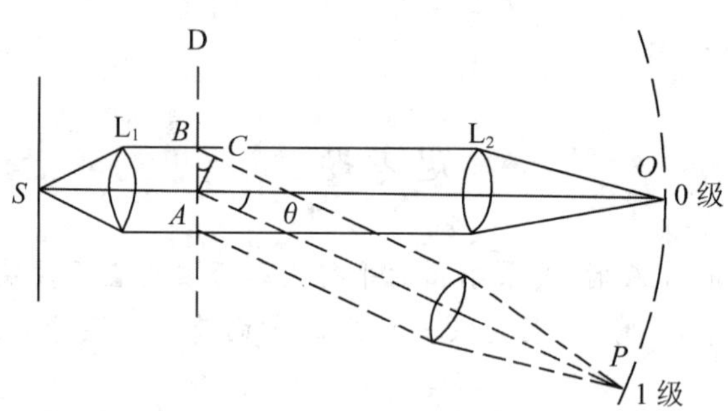

图 15-1　用分光计、光栅测定光波波长原理图

沿 SAO 方向的光线与光栅 D 垂直,且平行于透镜 L_1,L_2 的主光轴,经 L_2 会聚于 O 点产生相互加强的中央亮线——零级像。

取任一 AP 方向,引直线 AC 垂直于 AP,交 BP 于 C 点,则 $AC \perp BC$,BC 为相邻两狭缝 A 与 B 分别发出的两个子波的光程差。当 $BC=\lambda$(光波的波长)时,在 P 点的各子波会相互加强得到一级像;若 $BC=2\lambda$ 时,也会得到加强形成二级像……如果狭缝光源为复色光,则得到的一级像,二级像都是一组光谱线。

在△ABC 中:已知点 P 为一级像,则 $BC=\lambda$,$AB=d$(光栅常数)且 $AC \perp BC$。所以:

$sin\angle BAC=\frac{BC}{AB}=\frac{\lambda}{d}$。

又因为：$AB\perp AO, AC\perp AP$，

所以：$\angle BAC=\theta$（AO 与 AP 的夹角）。即 $sin\theta=\frac{\lambda}{d}$，故 $\lambda=dsin\theta$。

只要测得 θ 角便可根据光栅常数 d，计算出待测光波的波长。

仪器描述：

分光计是一种精密的测角仪，主要由平行光管 A、望远镜 T、载物台 C 和刻度盘 E 四部分组成，如图 15-2 所示。

1. 平行光管 A

一端为一透镜 L_1，另一端为一宽度可以调节的狭缝 D，狭缝和透镜间的距离可以改变，当狭缝在焦平面上时，从狭缝射入的光线经透镜 L_1 后成平行光。

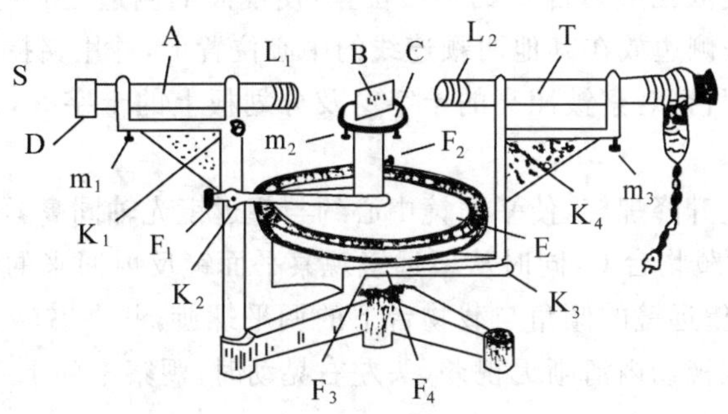

图 15-2

2. 望远镜 T

用它能观察色散图像或光谱。旋紧螺丝 F_3，可以使望远镜的支架与刻度盘 E 连在一起，能同时绕分光计的旋转轴转动。转过的角度可以借助刻度圆盘和游标读出。支架上的螺旋 K_3, K_4, m_3 是用来调节望远镜方位的。接通电源 I 后，通过目镜的调节，能提高分划板上“十”字像的清晰度。

3. 刻度圆盘 E 和游标

用它能测量望远镜所转过的角度，如图 15-3 所示。图刻度圆盘分为 360°，1°分为二小格，每小格有 0.5°（即 30′）。旁边附有游标，游标上有 30 小格，其总长与圆盘上 29 小格相等，故圆盘上一小格与游标上一小格相差 1′。读数时先读游标零线在圆盘上的度数（注意：是否超过半度），再读游标上与圆盘相

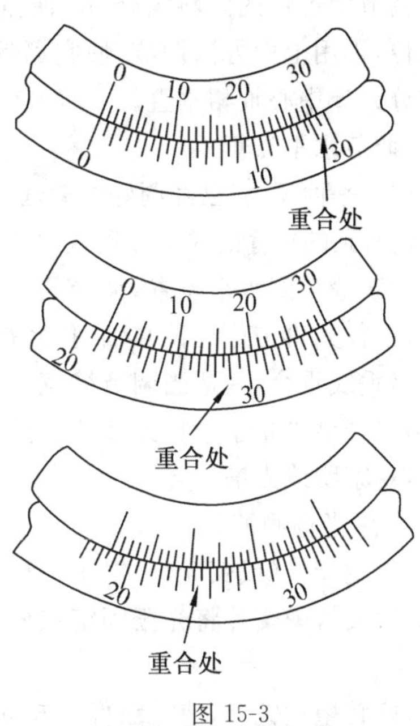

图 15-3

合的刻度。此两数相加即表示望远镜的位置。为了消除刻度圆盘的偏心差，对径方向设有两个游标读数装置，测量时读出两个数值，然后取平均值。螺旋 F_4 是用以固定望远镜的。

4. 载物台 C

它位于刻度盘中央。用螺旋 F_2 可以使它固定在适当的高度。支撑载物台 C 的三个螺旋 m_2，是用来调节台面水平的。衍射光栅（或棱镜）可由一簧片压在载物台上。

【实验步骤】

1. 分光计的调整与观察明线光谱

分光计的调整主要是使平行光管 A 发出平行光，望远镜 T 聚焦于无限远，同时使平行光管和望远镜的光轴与仪器的中心转轴相垂直。调节前先用眼睛估计一下，使各部件位置大致合适，然后对各部件进行仔细调节。

(1)调节自准直望远镜

①将平行平面镜放在载物台 C 的中心位置，使镜面的侧边之一与台下三颗调平螺旋 m_2 之一相对齐，另一侧边放在其他两颗连线的中心位置上，并用夹持弹簧片固定。

②接通电源，从目镜观察被照亮的十字窗及分划板上的十字线，调节目镜焦距，使其成像清晰。

③调节载物台上升降螺旋，使平面镜中心约与望远镜光轴同高，再放松游标盘制动螺旋 F_1，慢慢左右转动载物台 C，同时从望远镜观察平面镜反射回来的绿色“十”字像，若不出现，则应反复调节望远镜的倾角与载物台下的调平螺旋，并左右转动望远镜调焦，使绿色“十”字的反射像在视场内清晰无视差（头左右晃动时，观察不到十字像与分划线的相对运动）。

(2)调节望远镜光轴与分光计中心轴垂直

调节载物台下的调平螺旋，使绿色“十”字像的中点向分划板的水平刻线逼近一半，另一半则调节望远镜的倾斜螺旋 m_3 使重合，然后将载物台旋转 180°，再行观察，若像不再保持原位，再用上面方法调节，使它逼近水平中心，反复调节至保持原位不变，这时望远镜光轴与分光计中心轴相垂直。

(3)调节水平光管

①取下平面镜，将已经调好的望远镜对准平行光管。用灯光照亮狭缝 D，伸缩狭缝套使由望远镜看到的狭缝的像与分划板中心垂线相重合清晰无视差，平行光管射出平行光束。

②把狭缝转到水平位置，调节平行光管倾斜螺旋，使其像与分划板的水平刻线相重合，这时平行光管与望远镜共轴，狭缝被分划板的水平线平分，将狭缝转回垂直位置与分划板十字垂线重合，并适当调节缝宽。

(4)将光谱管置于平行光管狭缝前，接通感应圈电路，使光谱管发光，转动望远镜到适当位置，观察明线光谱。

2. 利用光栅测波长

(1)将钠光灯（或荧光灯）置于平行光管狭缝前，接通电源，使它正常发光。

(2)用夹持弹簧片将光栅固定在分光计的载物台上，使平行光管射出的光垂直投射到光栅上。

(3)旋转望远镜 T，使零级像与望远镜里“十”字线的竖直线重合。在刻度盘 E 的对径方向上，读出望远镜所在的对径位置 φ_0 和 φ_0'，记入表格 15-1 内。

(4)将望远镜向左转动(注意:转动前，先旋紧螺旋 F 和 F_3，使望远镜与刻度盘一起转动，而游标盘不动)，可以见到一级像($n=1$)，使其与望远镜里“十”字线的竖直线重合，在刻度盘 E 上读出望远镜的对径位置 $\varphi_{左}$ 和 $\varphi_{左}'$，记入表格 15-1 内。

如果光源使用荧光灯，则其中一级像为一组谱线，测波长时可选择其中一条谱线进行测量。

(5)将望远镜向右移动，与实验步骤(4)相同，可读出 $\varphi_{右}$ 和 $\varphi_{右}'$，记入表格 15-1 内。

(6)用上述方法，观察二级($n=2$)像，或另选一条谱线进行测量。

(7)将狭缝光源换为白炽灯，可观察连续光谱。

【注意事项】

1. 调节分光计十分费时，事先已经将它调好，实验时不要随便移动，以免重新调节浪费时间，影响实验的进行。

2. 实验室用的光栅是由明胶印制而成的复制光谱，所以在衍射光栅玻璃片的中央部位，不能用手摸或纸擦。

3. 感应圈使用时间不能过久，以免发热烧坏线圈，用后必须立刻把初级线圈的电源断开。

4. 分光计是精密的光学仪器，一定要小心使用，转动望远镜前，要先拧松固定它的螺丝，转动望远镜时，手把着它的支架转动，不能用手把着望远镜转。

【数据记录与处理】

表 15-1

光源种类	谱线波长 $\lambda_0=$　　光栅常数 $d=$	
	中央亮线	
	谱线位置 $\varphi_0=$	对径位置 $\varphi_0'=$
	一级谱线	
	左转位置　$\varphi_{左}=$	对径位置　$\varphi_{左}'=$
	右转位置　$\varphi_{右}=$	对径位置　$\varphi_{右}'=$
	偏转角　$\bar{\theta}_1=\dfrac{\lvert\varphi_{右}-\varphi_{左}\rvert+\lvert\varphi_{右}'-\varphi_{左}'\rvert}{4}=$	

表 15-1 中的光源种类若取钠光灯或荧光灯，则其谱线波长为：

钠光波长　$\lambda_0=589.3\text{nm}$

汞光谱线波长　紫　404.7nm

蓝　435.8nm

青　491.6nm

绿　546.1nm

黄 1　577nm

黄 2　579nm

根据　$d\sin\theta_n = n\lambda \quad (n=1)$

则　$\lambda = d\sin\theta_1$

与理论值 λ_0 比较求百分比误差

$$E = \frac{|\lambda - \lambda_0|}{\lambda_0} \times 100\%$$

【讨　论】

1. 如果想将相邻两条光谱线分得更开些，本实验应从哪些方面改进？
2. 用白光做上述实验，能观察到什么现象，怎样解释这个现象？

练习题

1. 分光计的主要结构有________、________、________、________。
2. 用分光计测试光波波长的主要步骤有：________、________。
3. 测试误差产生的原因主要有________、________、________。

实验 16　牛顿环实验

牛顿不仅对力学有伟大的贡献，对光学也有十分深入的研究，其中牛顿环就是牛顿首先发现的。所谓牛顿环，就是用平行光垂直照射一块曲率半径较大的透镜与平面玻璃所组成的空气隙时产生的圆环形干涉条纹。这种条纹用光的波动学说可以很容易地解释。牛顿环在检验光学元件表面质量和测量球面的曲率半径及测量光波波长方面得到了广泛应用。本实验要求学生从实验中了解光的干涉原理，学习读数显微镜的调节和使用。

光的干涉现象是光的波动性的表征。利用干涉现象已制成了不少精密计量仪器，最近几十年，激光检测技术得到广泛应用，在测量长度、位移、应力、振动、零件表面质量等各个方面都发挥了其精度高、非接触、实时测量的优点。本实验是利用光的等厚干涉来测量透镜的曲率半径。

【实验目的】

1. 用牛顿环测量透镜的曲率半径。
2. 观察牛顿环的等厚干涉现象。

【实验原理】

1. 牛顿环的形成和透镜曲率半径的计算

牛顿环是 1675 年牛顿在制作天文望远镜时，偶然将一个望远镜的物镜放在平玻璃上发现的。牛顿环是一种典型的等厚干涉现象，是分振幅法产生的定域干涉。利用牛顿环可检验一些光学元件的球面度、平面度、光洁度等。

一个曲率半径很大的平凸透镜的凸面放在一片平玻璃上(图 16-1)，两者之间就形成一个厚度由零逐渐增大，且两表面的夹角也随之增大的空气层。在以接触点为中心的圆周上，空气层的厚度相等，所以当单色光垂直入射时，由透镜下表面(凸面)所反射的光和平玻璃片上表面所反射的光在透镜球面上(附近)相遇而形成干涉，在透镜球面上形成同心的环形明暗相间的干涉条纹(图 16-2)，这种干涉条纹称为牛顿环。在透镜和平玻璃片外加上固定用的金属环片和调节螺丝就构成牛顿环装置。用牛顿环来测量透镜的曲率半径，需要找出干涉条纹半径 r、光波波长 λ 和透镜曲率半径 R 三者之间的关系。

设在条纹半径 r 处空气层厚度为 e(图 16-1)，那么在空气层下表面 B 处所反射的光线比在 A 处所反射的光线多经过一段距离。此外，由于两者反射情况不同，B 处所反射的光线是从光疏媒质(空气)射向光密媒质(玻璃)时在界面上被反射，而 A 处则从光密媒质射向光疏媒质时被反射，前者产生半波损失，故光程差还应增加半个波长$\frac{\lambda}{2}$。

光程差 $$\Delta=2e+\frac{\lambda}{2} \tag{16-1}$$

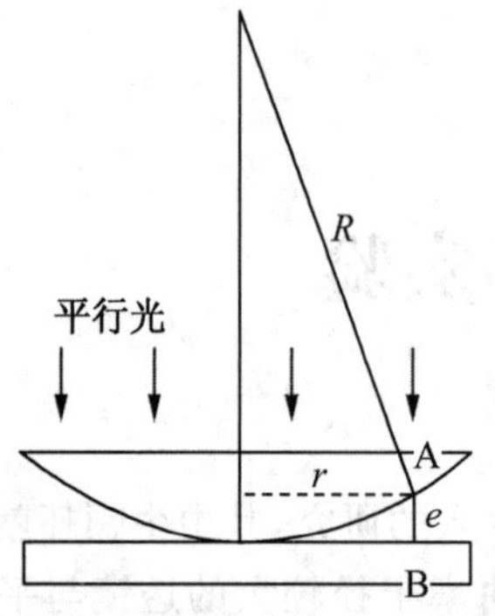

图 16-1　牛顿环实验原理图

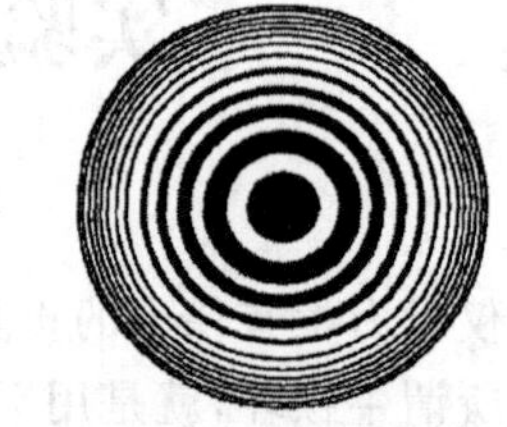

图 16-2　干涉条纹示意图

根据干涉条件，当光程差为波长整数倍时出射光的振幅互相加强，当光程差为半波长奇数倍时振幅互相抵消，因此：

$$\begin{cases} 2e+\dfrac{\lambda}{2}=k\lambda & k=1,2,\cdots\text{时为明环} \\ 2e+\dfrac{\lambda}{2}=(2k+1)\dfrac{\lambda}{2} & k=0,1,\cdots\text{时为暗环} \end{cases} \tag{16-2}$$

由图 16-1 可知

$$r^2=R^2-(R-e)^2=2Re-e^2$$

因为 $R\gg e$，故 $e^2\ll 2R\cdot e$，可以忽略不计，于是

$$e=\frac{r^2}{2R} \tag{16-3}$$

式(16-3)说明 e 与 r 的平方成正比，所以离开中心愈远，光程差增加愈快，所看到的牛顿环也变得愈来愈密。

把式(16-3)代入式(16-2)，可求得明环和暗环的半径分别为

明环半径 $$r=\sqrt{\frac{(2k-1)R\lambda}{2}}\quad (k=1,2,3,\cdots) \tag{16-4}$$

暗环半径 $$r=\sqrt{kR\lambda}\quad (k=0,1,2,3,\cdots) \tag{16-5}$$

式中，k 为干涉级数。

若设 r_m 和 r_n 分别是级次 m 和 n 为两个暗环的半径，由暗环公式可得

$$r_m^2=mR\lambda\quad r_n^2=nR\lambda \tag{16-6}$$

由此可解得透镜曲率半径大小为

$$R=\frac{r_m^2-r_n^2}{\lambda(m-n)} \tag{16-7}$$

采用式(16-7)比采用式(16-4)或式(16-5)能得到更加准确的结果，可以减少平凸透镜由于自重或球面磨损而造成球面和平玻璃板相互靠近而产生的误差。由于半径不易准确测量，式(16-7)宜改用直径 d_m 和 d_n 来表示：

$$R=\frac{d_m^2-d_n^2}{4(m-n)\lambda} \tag{16-8}$$

本实验采用式(16-8)来计算透镜曲率半径,其中 m 和 n 为干涉环的级次。由于内环较粗,条纹中心判断误差大,故测量时,宜取 m 和 n 值较大一些的。如果将一平凹透镜放置在平玻璃上,使其凹面朝下,它与玻璃平面间也可形成一空气薄层,两束光产生干涉,也形成明暗相间的同心环形条纹,可以证明此时

$$R=-\frac{d_m^2-d_n^2}{4(m-n)\lambda} \tag{16-9}$$

式(16-9)与式(16-8)仅差一个负号,这是由外环级次比内环级次小所致。

2. 劈尖干涉测细丝直径的原理

用直径为 d 的细丝夹在两平玻璃板的一端,在它们中间便形成薄薄的楔形空气层。当单色光垂直入射时,则由楔形空气隙上、下表面反射的光,在空气隙的上表面形成和楔棱平行的明暗相间的干涉条纹。若棱到细丝与上平板相切点的距离为 A,两平板夹角为 α,则有

$$d=A\cdot\sin\alpha \tag{16-10}$$

如相邻两暗(或明)条纹间距为 a,则由干涉条件可得

$$a\cdot\sin\alpha=\frac{\lambda}{2} \tag{16-11}$$

则由式(16-10)(16-11)可得

$$d=\frac{A}{a}\cdot\frac{\lambda}{2}=n\cdot\frac{\lambda}{2} \tag{16-12}$$

式中,n 为 A 距离内暗条纹的数目。

【实验仪器与器材】

读数显微镜、牛顿环装置和钠光灯。

实验装置如图 16-3 所示,在读数显微镜的载物台上放着牛顿环装置,在显微镜物镜下方装有一块与水平面成 45°角的玻璃片 G。从钠光灯光源水平射来的单色光经玻璃片 G 反射后垂直射向透镜,在显微镜中就可观察到反射光的干涉条纹——牛顿环。

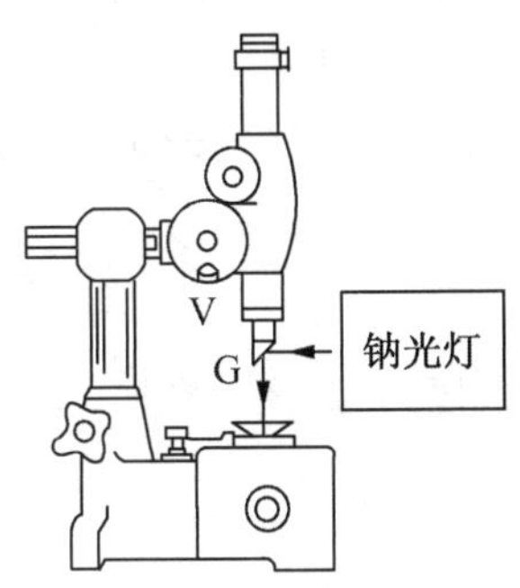

图 16-3　牛顿环实验装置图

读数显微镜是一种结构简单、操作方便、应用广泛的长度观测仪器。仪器主要有光学系统和读数系统两部分，外形如图 16-3 所示。光学系统中的物镜放大倍数不大，一般为 3 倍，目镜放大倍数为 10 倍，目镜中有十字准线，可调节最上部的“接目镜”进行观察。放松旁边的锁紧螺钉整个目镜筒可转动，以调节十字准线到所需要的方位。镜筒升降可借侧面的调焦手轮 V 操作。读数系统由直标尺和读数鼓轮两部分组成。读数方法同螺旋测微尺，测量精度为 0.01mm。

使用时要遵守显微镜调焦规则，镜筒自下而上调焦。测量时为了消除仪器螺纹间隙带来的空程误差，读数鼓轮要单方向转动测读，不能中途倒转。

【实验步骤】

1. 牛顿环装置的调节

(1)启动钠光灯电源。几分钟后，灯管发光稳定。注意不要反复拨弄开关。

(2)均匀且很轻地调节牛顿环装置上的三个螺丝，同时用肉眼观察牛顿环，调节后使牛顿环条纹出现在透镜中部，无畸变，然后放在显微镜物镜下方。

(3)左右移动读数显微镜，并轻轻转动镜筒下方的 45°反光玻璃片 G，使钠光灯正对 45°玻璃片。直至眼睛看到显微镜视场较亮。

(4)转动“接目镜”，看清目镜筒中的十字丝。放松目镜筒止动螺丝，转动目镜筒，使十字丝横丝与外面读数标尺平行。将显微镜镜筒缓慢地自下而上升高，进行调焦，使目镜视场中条纹清晰。

2. 测量牛顿环直径

连续测量 10 个干涉环(如从第 12 环至 30 环)的圆环直径(或弦长)。为了减小由平面玻璃和平凸透镜的表面缺陷以及读数显微镜刻度值不均匀等所引起的不确定度，将测量数据分成两组，采用“逐差法”计算，即得 $d_m^2-d_n^2$ 的值。测量时，要注意用十字准丝对准牛顿环各条暗环的中心(即暗环的最暗处)，并且单方向旋转读数鼓轮，以消除鼓轮倒转时螺纹间隙的空程误差。也就是说，在读 30 环前先将读数显微镜十字准丝调至 32 环的位置，再返回，由 30 环到 12 环依次读出(30、28、26、24、22、20、18、16、14、12)各环位置的读数，然后调十字准丝到零级的另一边，由 12 环到 30 环，再读出相应各环位置的读数。保证测量中一直单方向旋转读数鼓轮。

3. 测量细丝直径

观察劈尖干涉现象，记录干涉条纹的形状、走向和反差情况，分析其原因，并测量细丝直径。

【数据记录与处理】

测量第 12 环至 30 环的牛顿环直径，数据填入表 16-1。注意：钠黄光波长 $\lambda=589.3\text{nm}$，$m-n=10$。

表 16-1　　**测置牛顿环直径**

环序		右环位置 (mm)	左环位置 (mm)	$d=\|r_R-r_L\|$ (mm)	$d_m^2-d_n^2$ (mm^2)	$R=\frac{d_m^2-d_n^2}{40\lambda}$ (mm)
m	30					
	28					
	26					
	24					
	22					
n	20					
	18					
	16					
	14					
	12					

计算平凸透镜的曲率半径平均值$\overline{R}$

$$\overline{R}=\frac{R_1+R_2+R_3+R_4+R_5}{5}(\mathrm{mm})$$

所谓逐差法，就是把测量数据中的因变量进行逐项相减或按顺序分为两组进行对应项相减，然后将所得差值作为因变量的多次测量值进行数据处理的方法。

逐差法是针对自变量等量变化，因变量也做等量变化时，所测得有序数据等间隔相减后取其逐差平均值得到的结果。其优点是充分利用了测量数据，具有对数据取平均的效果，可及时发现差错或数据的分布规律，及时纠正或及时总结数据规律。它也是物理实验中处理数据常用的一种方法。

【注意事项】

1. 钠光灯在关了之后必须 5 分钟后再开(停电时也必须如此操作)。
2. 调节显微镜上下位置时，一定要从下往上调。
3. 牛顿环、劈尖不要旋得过紧，以免压碎玻璃片。
4. 测量过程中测微鼓轮不能回旋，否则全部数据必须重测。

思考题

1. 牛顿环的干涉条纹是由哪两束光线干涉而产生的？为什么这种干涉称为等厚干涉？
2. 使用读数显微镜进行测量时，如何消除视差及螺纹间隙带来的空程误差？
3. 牛顿环的中心是亮斑还是暗斑？与什么有关？

4. 若将钠光灯换成汞灯，在读数显微镜中可看到什么现象？与钠灯有何异同？

5. 牛顿环和劈尖干涉均属于等厚干涉，为什么前者干涉条纹为一系列同心圆，且随着半径越大条纹越密，而后者则是均匀排列的直条纹？

实验 17 杨氏弹性模量的测定

杨氏模量(Young's modulus)是表征在弹性限度内物质材料抗拉或抗压的物理量，它是沿纵向的弹性模量，也是材料力学中的名词。1807 年因英国医生兼物理学家托马斯·杨(Thomas Young，1773～1829)所得到的结果而命名。根据胡克定律，在物体的弹性限度内，应力与应变成正比，比值被称为材料的杨氏模量，它是表征材料性质的一个物理量，仅取决于材料本身的物理性质。杨氏模量的大小标志了材料的刚性，杨氏模量越大，越不容易发生形变。因此杨氏弹性模量是描述金属材料抗形变能力的重要物理量。本实验通过用伸长法对金属丝杨氏弹性模量的测量，学习一种测量长度微小变化的方法。

读数显微镜是一种利用光学放大原理测量被测物体微小长度的装置。它具有直观、简便、精度高等优点，其原理不仅适用于微小长度变化的测量，也适用于测量微小限度空间的测量，如毛细玻璃管内径的测量。因此广泛应用于测试技术中。

【实验目的】

1. 学会利用伸长法测量金属丝的杨氏模量。
2. 掌握螺旋测微尺的工作原理和使用方法。
3. 学会用直读式读数显微镜读取测量数据的方法。

【实验原理】

任何弹性物体在外力作用下都将发生形变，杨氏模量表达了材料抗拒外力产生形变的能力。设有一根粗细均匀的金属丝，原长为 L，截面积为 S，在受到沿长度方向的外力 F 作用下伸长 δ，根据胡克定律：在弹性限度内，伸长应变 δ/L(即物体单位长度上的形变)与受到的外应力 F/S(作用在物体单位面积上的力)成正比，即

$$\frac{F}{S}=E\cdot\frac{\delta}{L} \tag{17-1}$$

式中，比例系数 E 称为该金属细丝的杨氏弹性模量，单位是 $\mathrm{N\cdot m^{-2}}$。

设金属丝的直径为 d，则 $S=\frac{1}{4}\pi d^2$，若施加外力为重力，则 $F=mg$，将它们代入式(17-1)可得：

$$E=\frac{4mgL}{\pi d^2\delta} \tag{17-2}$$

式(17-2)表明：在长度为 L、直径为 d 和所施加外力 F 相同的情况下，杨氏弹性模量大的金属丝的伸长量较小；而杨氏弹性模量小的金属丝的伸长量较大。

实验中，m、d、L 都是比较容易测量得出，但 δ 是一个微小的长度变化量(例如：一根长度为 1m，直径为 0.5mm 的钢丝，上端固定，下端悬持质量为 0.5kg 的重物时，其伸长量约为 0.5mm)，用普通测量长度的仪器很难测准。因此，本实验根据光学放大原理，采用读数显微镜进行测量。如图 17-1 所示，在悬垂的金属丝下端连着十字叉丝板和砝码盘，当盘中加上质量为 M 的砝码时，金属丝受力增加了

$$F=Mg$$

十字叉丝随着金属丝的伸长下降 δ，而叉丝板通过显微镜的 1 ×物镜成像在最小分度为 0.05mm 的分划板上，再被目镜放大，所以能够用眼睛通过显微镜对 δ 做直接测量。

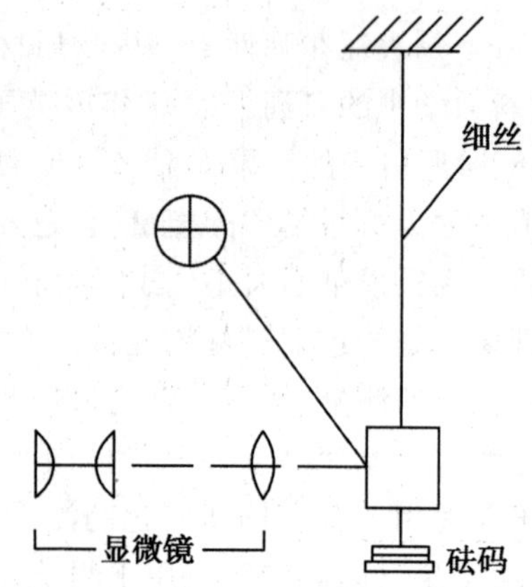

图 17-1　杨氏模量实验原理

【实验仪器】

杨氏模量测量仪、读数显微镜、砝码、螺旋测微尺、直尺。

杨氏模量测量仪简介：在两根立柱之间安装上下两个横梁。金属丝一端被上梁侧面的一付夹板夹牢，另一端用小夹板夹在连接方框上，方框下旋进一个螺钉吊起砝码盘，框子的侧面固定一个十字叉丝板，下梁一侧有连接框的防摆动装置，只需将 2 个螺丝调到适当位置，就能够限制增减砝码时引起连接框的扭转和摆动，如图 17-2 所示。立柱旁边设砝码架，附有 200g 砝码 9 个，100g 砝码 1 个，可按需要组成 200g、400g、600g 和 300g、600g、900g 等不同序列进行等间隔测量。

显微镜：显微镜的放大倍数为 1 ×15 倍，物镜为 1 ×倍，目镜为 15 ×倍。工作距离(目镜到观察物的距离)为 82mm，分划板每格的值为 0.05mm，有效测量范围为 6mm。

显微镜磁性底座：带锁紧钮支架，磁性底座，可以横行和上下方向微调。

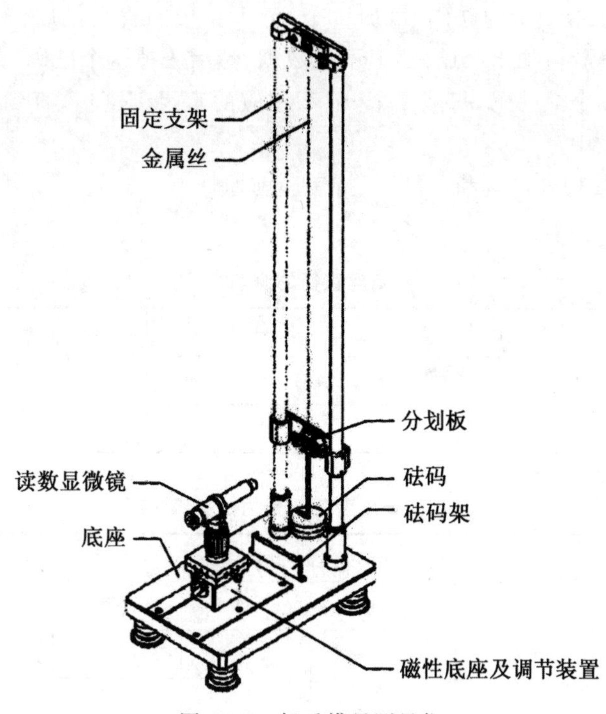

图 17-2　杨氏模量测量仪

【实验步骤】

1. 支架的调节

先调节底脚螺丝，使仪器底座水平(可用水准器)，再用上梁的微调旋钮调节夹板的水平，直到穿过夹板的细丝不靠贴小孔内壁。然后调节下梁一侧的防摆动装置，将两个螺丝分别旋进铅直细丝下，连接框两侧的"V"形槽，并与框体之间形成两个很小的间隙，以便能够上下自由移动，又能避免发生扭转和摆动现象。

2. 读数显微镜的调节

将显微镜镜筒装到支架上，插入磁性座，紧靠定位板直边。按显微镜工作距离大致确定物镜与被测十字叉丝屏的距离之后，用眼睛对准镜筒，转动目镜，对分划板调焦，然后沿定位板微移磁性座，在分划板上找到十字叉丝像，经过磁性座升降微调，使微尺分划板的零线(0～1mm 之间的其他位置)对准十字叉丝的横线，并微调目镜，尽量消除视差。最后锁住磁性底座。

3. 钢丝直径 d 的测量

使用长度测量工具：千分尺(又叫螺旋测微器)，最小刻度为 0.01mm，量取细丝上、中、下三个部位的直径，填入表 17-1，并求其平均值。

4. 钢丝长度 L 的测量

利用米尺测量细丝的长度 L，精确到毫米(mm)。

5. 细丝伸缩变化与重力的关系测量

在钢丝下加 200g 砝码，以使钢丝拉直。记下此时望远镜中观察到的直尺刻度值，此

即为 n'_1 值。逐个加等质量的砝码，每加 1 个，记下相应的直尺刻度值，直到 n'_6，此时钢丝下已悬挂 6 个砝码，再加 1 个砝码，但不记数据，然后去掉这个砝码，记下望远镜中直尺刻度值，此为 n''_6，逐个减砝码，每减 1 个，记下相应的直尺刻度值，直到 n''_1。将所有记录的值整理到表 17-2 中。

6. 测量完毕，整理各量具和器具，保持实验前原样。

【数据记录和处理】

表 17-1　　细丝直径的测量

测量部位	上		中		下		平均
测量方向	纵向	横向	纵向	横向	纵向	横向	
d(mm)							

表 17-2　　细丝长度变化与重力的关系

砝码质量(g)	标尺读数(mm)						隔项逐差值 δ_i(mm)
	加砝码时(mm)		减砝码时(mm)		平均$(n'_i+n''_i)/2$		
200	n'_1		n''_1		n_1		$\delta_1=n_4-n_1$
400	n'_2		n''_2		n_2		=
600	n'_3		n''_3		n_3		$\delta_2=n_5-n_2$
800	n'_4		n''_4		n_4		
1000	n'_5		n''_5		n_5		$\delta_3=n_6-n_3$
1200	n'_6		n''_6		n_6		=
1400	n'_7		n''_7				

1. 隔项逐差法

隔项逐差法是为了保持多次测量优越性而采用的数据处理方法。使每个测量数据在平均值内都起到作用。本实验将测量数据分为增加和减少砝码时的两组，每组 6 个数据，将两组对应的数据平均，再将对应平均数据相减，由此求得 3 个 δ 值。$\bar{\delta}$是望远镜读数的平均差值，即 mg 增加 0.6g 力时对应的细钢丝长度的变化值。

其中$\bar{\delta}=\dfrac{\delta_1+\delta_2+\delta_3}{3}$

2. 杨氏模量 E 的计算

$$E=\frac{4mgL}{\pi d^2\bar{\delta}}$$

式中，各物理量均要求使用国际主单位，其中 $g=9.80\text{m}\cdot\text{s}^{-2}$。

【注意事项】

1. 钢丝、钼丝或者其他待测金属丝都必须保持直线形态。

2. 测量直径时要特别谨慎，避免由于扭转、拉扯、牵挂导致细丝折弯变形。

3. 杨氏模量是一个间接测量量，计算公式较繁杂，在计算时一定要细心，并要特别留意各间接测量量的量纲，以获得正确的结果。

4. 实验应在望远镜调好的条件下，先测$\bar{\delta}$，再依次测 L、d，否则有可能在整个实验过程中实验条件发生变化，致使实验结果不正确。

思考与讨论

1. 造成实验结果系统误差的原因有哪些？
2. 杨氏模量的量纲是什么？
3. 砝码的个数可以随意增加吗？为什么？

实验 18　薄透镜焦距的测定

一般光源所发出的光都是散光，有时由于特殊的需要，往往希望把它变成平行光束，或者会聚光束，这就需要用一个光学系统来完成，而组成光学系统的基本单元，就是透镜。常用照相机、望远镜、显微镜或其他光学测量仪器，都是由透镜或透镜组所组成的。由于使用的目的不同，就必须对透镜进行选择，而标志透镜性质的一个主要参量就是焦距。因此如果要设计一个简单的光学系统和了解它的工作原理，就必须理解透镜成像规律，掌握光路调整技术和焦距的测量方法。

【实验目的】

1. 了解透镜成像规律；
2. 掌握简单光路的调整技术；
3. 测量薄透镜的焦距。

【实验器材】

光具座全套、会聚透镜（两块）、发散透镜、物屏、白屏、平面反射镜、光源。

【实验原理】

透镜是具有两个折射面的简单共轴球面光学系统，当透镜的两个折射面在光轴上的顶点距离远比它的焦距小得多时，则可忽略其厚度，称为薄透镜。

当一束与光轴平行的光线通过透镜后会聚于轴上一点 $F'_{凸}$，如图 18-1(a)所示，这类透镜称为会聚透镜或凸透镜。$F'_{凸}$ 称为透镜的像方焦点或后焦点。镜心到 $F'_{凸}$ 的距离为 $f'_{凸}$，称为透镜的像方焦距。若由轴上一点发出的光束经过透镜后成为与光轴平行的平行光，则该点称为透镜的物方焦点或前焦点，用 $F_{凸}$ 表示。镜心 O 到 $F_{凸}$ 的距离 $OF_{凸}$ 等于 $f_{凸}$，称为透镜的物方焦距。当透镜两边的介质折射率相同时 $f'_{凸}=f_{凸}$，凸透镜的焦距为正。

当一束与光轴平行的光线通过透镜后成为发散光束，光线的延长线与光轴的交点 $F'_{凹}$ 即为该透镜的像方焦点。这类透镜称为发散透镜或凹透镜。$OF'_{凹}=f'_{凹}$ 为该透镜的像方焦距，如图 18-1(b)。如前所述，透镜的物方焦点为 $F_{凹}$，物方焦距为 $f_{凹}$。凹透镜的焦距为负。

薄透镜成像可由公式

$$\frac{1}{u}+\frac{1}{v}=\frac{1}{f} \tag{18-1}$$

所确定。式中 u 为物距，v 为像距，f 为焦距。u，v，f 均从透镜光心算起，u，v 的正、负由物、像的虚、实决定，虚为负，实为正。

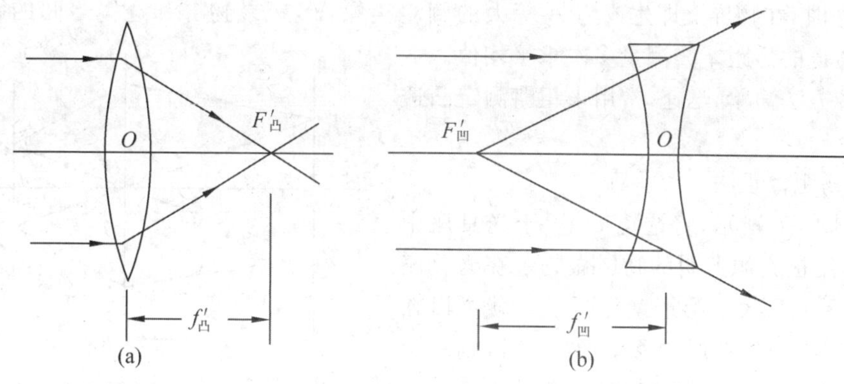

图 18-1　透　镜

由凸透镜成像规律可知:像的大小和位置是依照物体离透镜的远近而决定的。极远处的物体经过透镜,像缩小在像方焦点附近;物越靠近前焦点,像就逐渐远离后焦点且像逐渐变大;物在前焦点位置,像为无限大并成在无限远处。

【实验内容】

1. 光学元件的同轴等高调节

同轴等高是指各元件的光心均位于同一光轴上,且光轴与光具座平行。透镜成像公式是在近轴条件下成立,利用成像公式进行实验,应满足近轴条件,因此,为获得准确的测量结果,必须进行同轴等高的调节。

调节的方法是:先粗调,用眼睛判断,上下左右观察,调节各元件光心同轴,物面、像屏面与光具座垂直。然后,以透镜成像规律为依据,利用共轭原理进行仔细调节。

如图 18-4 所示,移动透镜 L,其光心在 O_1 时,在固定的像屏上可得到一放大倒立实像;再继续移动透镜 L,其光心在 O_2 处时,同一像屏上得到一缩小倒立实像。如果物点 A 在主光轴上,那么两次成像其相应的点 A' 和 A'' 是重合的,且都在主轴上;如物点不在主轴上,A' 和 A'' 是分开的,调节物点 A 的高度,使经过透镜两次成像的位置重合,即达到同轴等高。

若固定物点 A,调节透镜高度,也可满足上述要求。如果有两个以上的透镜,则应先调节包含一个透镜在内的系统共轴,然后加入另一个透镜。在不破坏原已调好共轴的条件下,只调节加入透镜的方位,使其与原系统共轴,同法可依次使所有其他元件均满足同轴等高。

由于人眼观察成像有一分辨率极限存在,因此用眼观察物体通过透镜成像时,在一小段范围内都是清晰的,为了消除系统误差,故采用左右逼近法确定成像位置。即使像屏从左至右移动,当刚好呈现清晰像时,读出 x_1 位置;再将像屏从右至左移动,同样当再次出现清晰像时,记下位置 x_2,显然成像位置为 $x=\dfrac{x_1+x_2}{2}$。

2. 凸透镜焦距的测量

(1)平面镜法(自垂直法)

实验装置如图 18-2,平面反射镜 M 和物屏 S 分别位于凸透镜 L 的两侧,均与通过透镜光心的光轴垂直。由物屏孔 A 处发出光,透镜沿光轴缓慢移动,根据成像规律,当物位

于 L 焦面时，在物屏上即生成与 A 等大的倒立实像 A'，记录物屏和透镜之间的距离，即为待测透镜的焦距 $f_{凸}$，测量多次求平均值。

这种方法简单、迅速，常用来粗略测定凸透镜焦距。

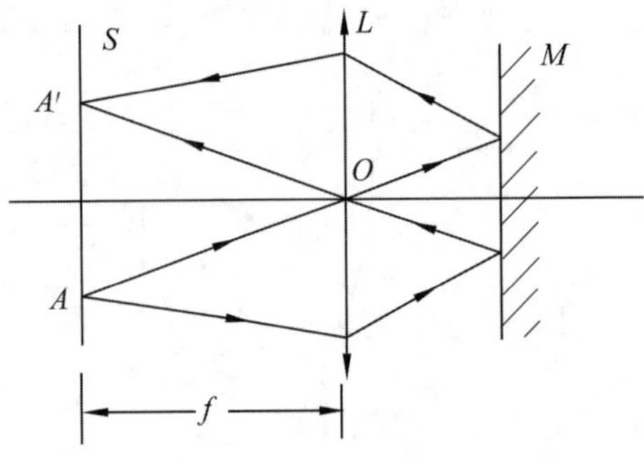

图 18-2　平面镜法

(2)物距像距法

如图 18-3 所示，将透镜 L_1 置于光具座中部 O 处，用被光源照明的物屏做物装在光具座 P 处，只要 OP 大于凸透镜焦距 $f_{凸}$，就可以在 L_1 的像方装一成像屏并移动像屏 Q 得到一个清晰的与物相似的倒立实像，测量出 $OP=u$，$OQ=v$，由透镜成像公式就可算出透镜 L_1 的焦距 $f_{凸}$。在测量中 u 的值应取多大才会使测量误差最小？根据焦距测量的相对误差公式计算，当 $u=v$ 时，误差最小，这时物距和像距正好等于二倍焦距。为消除透镜光心不在刻度面上而引入的误差，可以将透镜转动 180°再进行测量，取两次结果的平均值。

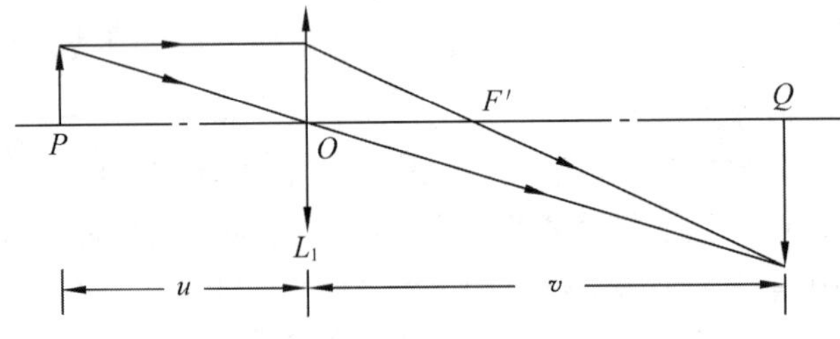

图 18-3　物距像距法

(3)共轭法(贝尔塞法)

透镜成像位置是一一对应的，而且当物像位置互换时，其物像间距不变，仅像的大小变化，这就是物像共轭。

在物距像距法中，如果固定物屏 P 和像屏 Q 间的距离 L 保持不变，并使 L 略大于被测透镜焦距的四倍，即 $L>4f$，如图 18-4 所示。若移动透镜 L_1，当它在 O_1 处时，屏 Q 上得到一个放大的清晰的像 $A''B''$；当它在 O_2 处时，屏上又得到一个缩小的清晰的像 $A'B'$。若透镜在两次成像时，移动的距离 $O_1O_2=d$，由共轭关系，物距和像距之间满足 $u'=v$，$v'=u$，且 O_1 和 O_2 关于 PQ 的中心位置左右对称，所以

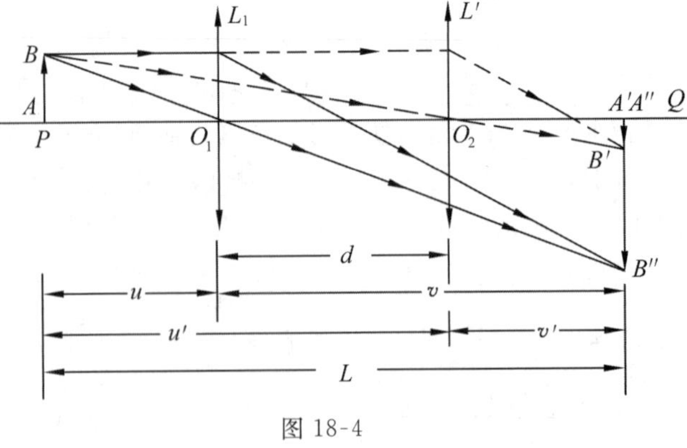

图 18-4

$$u+v=L \quad v-u=d \tag{18-2}$$

由(18-2)式解得 $u=\frac{L-d}{2}$，$v=\frac{L+d}{2}$，并代入(18-1)式得

$$f=\frac{L^2-d^2}{4L} \tag{18-3}$$

这就是共轭法测焦距计算式。使用这种方法测焦距，只需确定物屏 P 到像屏 Q 之间的距离 L 和透镜移动的距离 d，就可避免物距、像距光心位置不准确所带来的误差。

3. 凹透镜焦距的测量

(1)物距像距法

凹透镜是发散透镜，物光经过凹透镜后被发散生成的是虚像，因而无法直接测量。为了测定 $f_{凹}$，须用一凸透镜作辅助透镜，如图 18-5 中，L_2 为待测凹透镜，P 为物，若 L_2 不存在，P 发出的光线经 L_1 成像于 O_2 位置上，那么像 Q 作为 L_2 的虚物经 L_2 后成实像于 O'，由成像公式

$$f=\frac{uv}{u+v} \tag{18-4}$$

量出 $L_2Q'=v$，$L_2Q'=-u$，代入公式即可算出 $f_{凹}$。

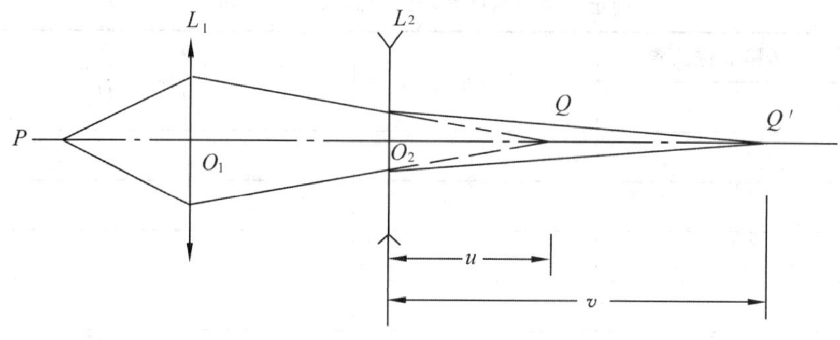

图 18-5　物距像距法测凹透镜焦距

(2)平面镜法

把前面装置中的像屏换成平面反射镜，如图 18-6 所示，同时调节 L_2 和 L_1 的相对位置(L_1 不动)，直到物方箭屏 P 上出现和箭矢大小相同的倒立实像时记下 L_2 的位置 O_2，再除去 L_2 和平面镜代之以成像屏，如果像屏在光轴 F 处成 P 的实像，再记下 F 的位置，则有 $O_2F=f_{凹}$。反复测量三次以上，得其平均值，即求出 $f_{凹}$。

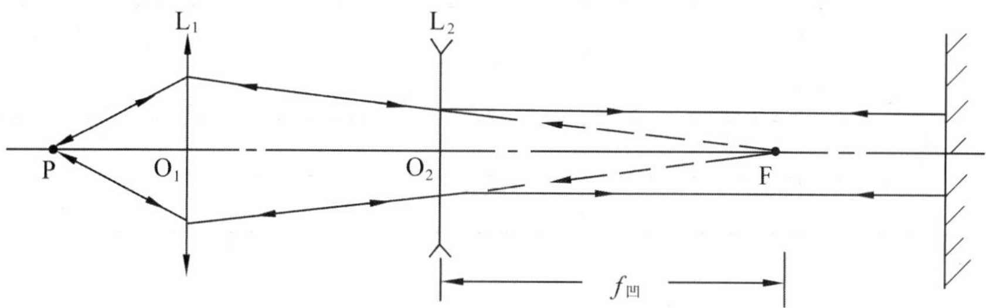

图 18-6　平面镜法测凹透镜焦距

【数据记录】

1. 平面镜法测凸透镜焦距

单位：cm

次数	物箭孔位置 X_u	凸透镜位置		$X_L=\frac{X_L'+X_L''}{2}$	透镜焦距 $\lvert X_u-X_L \rvert$
		左逼近焦点 X_L'	右逼近焦点 X_L''		
1					
2					
3					
4					
⋮					

测量结果 $\overline{f}=$ cm

2. 共轭法测量凸透镜焦距

确定物屏与像屏之间的距离 $L=$ cm

次数	透镜成像位置		$d=O_1O_2$	$f=\frac{L^2-d^2}{4L}$
	O_1	O_2		
1				
2				
3				
4				
⋮				

$\overline{f}=$ cm

3. 物距像距法测量凹透镜焦距

单位：cm

次数	凸透镜成像	凸凹透镜共同成像		$L_2Q'=v$	$L_2Q=-u$	$f_{凹}=\frac{uv}{u+v}$
	像 Q 位置	凹透镜位置 L_2	像位置 Q'			
1						
2						
3						
4						
⋮						

【讨　论】

1. 测定透镜焦距有哪几种方法？各有什么优缺点？
2. 根据成像规律，怎样判断凸、凹透镜？
3. 用共轭法测凸透镜焦距时，为什么物、像屏之间的距离一定要选择 $L>4f$？

实验 19　望远镜和显微镜的组装

人眼无法分辨极远处或近而细微的物体细节，在一般照明情况下，正常人的眼睛在明视距离(25cm)能分辨相距约 0.05mm 的两个光点。当两光点间距离小于 0.05mm 时，即人眼无法分辨，我们把这个极限称为人眼的分辨本领。这时两光点对人眼球中心的张角约为 1′，这张角称为视角。观察物体要想能分辨细节，最简单的方法是使视角扩大，显微镜和望远镜就是为了扩大人眼视角的目视光学仪器。

【学习要求】

1. 了解望远镜和显微镜的成像原理。
2. 掌握望远镜和显微镜的调节使用方法。

【实验目的】

组装望远镜和显微镜，并测定视角放大率。

【实验仪器】

光具座全套，透明标尺，凸透镜四个。

【实验原理】

1. 望远镜

望远镜是用来观察远距离目标的目视光学仪器，通常是由两个共轴光学系统组成，我们把它简化为两个会聚透镜，如图 19-1，其中向着物体方向的 L_1 称为物镜，接近人眼的 L_2 称为目镜。物镜的作用是将无穷远物体发出的光经会聚后在它的像方焦面上形成一

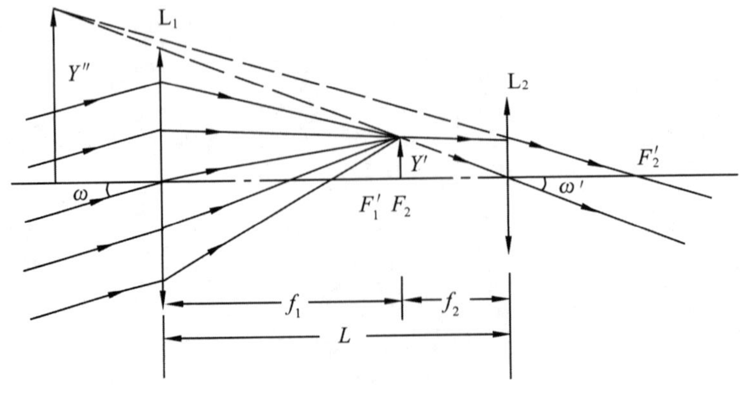

图 19-1　望远镜成像

倒立实像，然后经目镜把实像放大，因此实像同时位于目镜的物方焦面处(注：图中实像位于前焦点以内)。用望远镜观察不同位置的物体时，只须调节物镜和目镜的相对位置，使中间实像落在目镜物方焦面上，这就是望远镜的“调焦”。一般测量望远镜除物镜和目镜可在镜筒中做相对移动外，在目镜物方焦面上还附有叉丝或标尺分划格，如图 19-2 所示。因此在使用望远镜时，首先调节目镜筒直到能清晰地看到叉丝为止，然后调目镜和叉丝整体与物镜之间的距离，即对被观察物调焦。

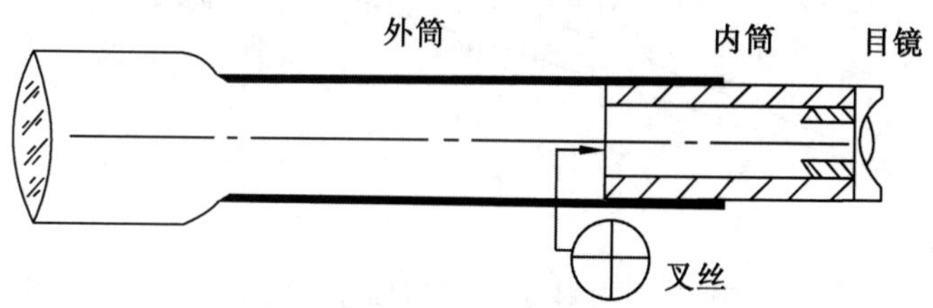

图 19-2　望远镜结构

对于望远镜来说，除了满足以上物像位置的要求外，它的视角放大率必须大于 1。对于目视光学仪器的视角放大率，定义为通过仪器观察时，物体的像对人眼的张角 ω' 的正切与在适当条件下，直接用眼睛观察时物体的像对眼睛的张角 ω 的正切之比：

$$M=\frac{\tan\omega'}{\tan\omega} \tag{19-1}$$

对物镜而言，根据无穷远像高的计算公式有

$$Y'_{物}=-f_1\cdot\tan\omega$$

对目镜的公式有

$$Y_{目}=f_2\cdot\tan\omega'$$

将以上两式代入(19-1)式，并考虑到有 $Y'_{物}=Y_{目}$ 的关系，则有

$$M=\frac{\tan\omega'}{\tan\omega}=-\frac{f_1}{f_2} \tag{19-2}$$

公式中的负号表示为倒像。若要使 M 的绝对值大于 1，一般应有

$$f_1>f_2$$

由于光的衍射效应，制造望远镜时，还必须满足

$$M=\frac{D}{d} \tag{19-3}$$

式中 D 为物镜的孔径，d 为目镜的孔径。否则视角虽放大，但不能分辨物体的细节。

2. 显微镜

显微镜是用来观察近距离微小目标的目视光学仪器，它也是由物镜和目镜两个共轴光学系统组成，其光路如图 19-3 所示。物体 Y 首先经过物镜在目镜的物方焦面上生成一个倒立的放大实像 Y'，再经过目镜放大成正立像于无穷远处。

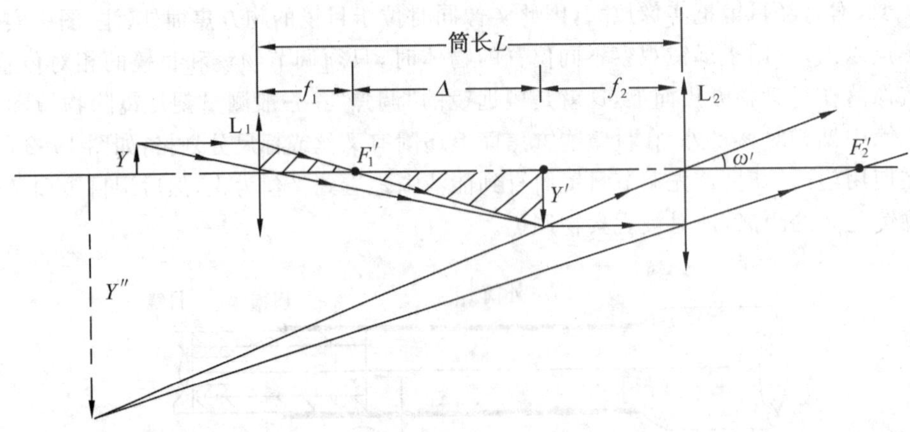

图 19-3 显微镜成像

设物镜和目镜之间的光学间隔为Δ,物镜的焦距为f'_1,目镜的焦距为f'_2,根据(19-1)式,被观察物体直接对人眼的视角的正切为

$$\tan\omega=\frac{Y}{250}$$

其中 250mm 为明视距离。被观察物体,通过显微镜对人眼的张角的正切为

$$\tan\omega'=\frac{Y'}{f_2}$$

对于物镜的垂轴放大率

$$\beta=\frac{Y'}{Y}=-\frac{\Delta}{f_1}$$

所以

$$Y'=-\frac{\Delta}{f_1}\cdot Y$$

将 $\tan\omega$ 和 $\tan\omega'$ 代入公式(19-1)得

$$M=-\frac{\Delta}{f'_1}\cdot\frac{Y}{f'_2}\cdot\frac{250}{Y}=-\frac{250}{f_2}\cdot\frac{\Delta}{f'_1}$$

由上式可得,显微镜的视角放大率为物镜垂轴放大率和目镜视角放大率的乘积,一般分别标注在物镜和目镜的镜筒上面。

如果目镜和物镜的光学间距不变,则显微镜的放大率就是确定的,经调焦后显微镜的筒长应为

$$L=f'_1+\Delta+f'_2$$

通常,各国生产的通用显微镜都采用标准筒长($L=16$cm),实际上显微镜的调焦是调节被测物与物镜的距离。

一般测量显微镜的放大率的简单方法是:将虚像成在明视距离处,并在距目镜 25cm 处与虚像平行放一米尺,利用比较法测出虚像Y'的长度,物长为Y,这时放大率$M=Y'/Y$。

3. 视差

所谓视差是指当两个物体静止不动时，改变观察者的位置，一个物体相对于另一个物体有明显的位移。在光学仪器中指的是当人的眼睛从一侧移到另一侧时，像相对于十字叉丝有明显的移动。只有在像和叉丝不在同一平面上时才有视差存在。视差可用来作为正在调焦的仪器的一种检验方法。在使用各类光学仪器时(望远镜、显微镜、照相机等)，必须消除视差，才能实现准确测量。

消除视差，就是要使物体通过物镜所成像恰好与叉丝所在平面重合。当像和叉丝在同一平面上，眼睛从一侧移到另一侧时，像和叉丝无相对移动，因而没有视差，仪器聚焦就完成了。望远镜消除视差就是改变物镜对叉丝的距离；显微镜就是改变物与物镜间的工作距离，即均满足像位于叉丝平面上。

【实验内容】

1. 用两块凸透镜在光具座上组装望远镜

(1)用自准直法和共轭法，分别测出两个单透镜的焦距，记录数据，并确定一个作物镜，另一个作目镜(如何选择?)

(2)将另一个已知焦距为 f 的透镜与光源、透明标尺，组成一近似平行光当作无穷远发光物体，装上物镜，记下位置，这时远物体在像方焦平面上成一实像，调节像屏测出成像位置、大小和倒正。

(3)取走像屏，装上目镜，调节共轴，再移动目镜直到清晰地看到像，记下目镜位置，并由(2)所测像位置画出光路图。

(4)根据(1)实测目镜和物镜的焦距画出光路图，算出系统放大率，并与(3)光路比较。

2. 用两块凸透镜组装显微镜，并测放大率

(1)测出两凸透镜焦距，记录数据，并确定一个作物镜，一个作目镜(注意选择的条件)。

(2)组装显微镜，限定镜筒长为 30cm，仍以透明标尺作为被观察物进行调焦观察。

(3)调整好后，用像屏观察物镜后的像，记下像的位置、大小和倒正，并以实测目镜、物镜位置画出光路图，算出显微镜视角放大率。

(4)把毫米刻度尺放在距目镜 25cm 的地方，尺面与物面平行。然后将通过目镜看到的毫米像宽与米尺毫米刻度比较，得出组装显微镜实测的放大率，如图 19-4。自己设计记录表格，并进行计算。

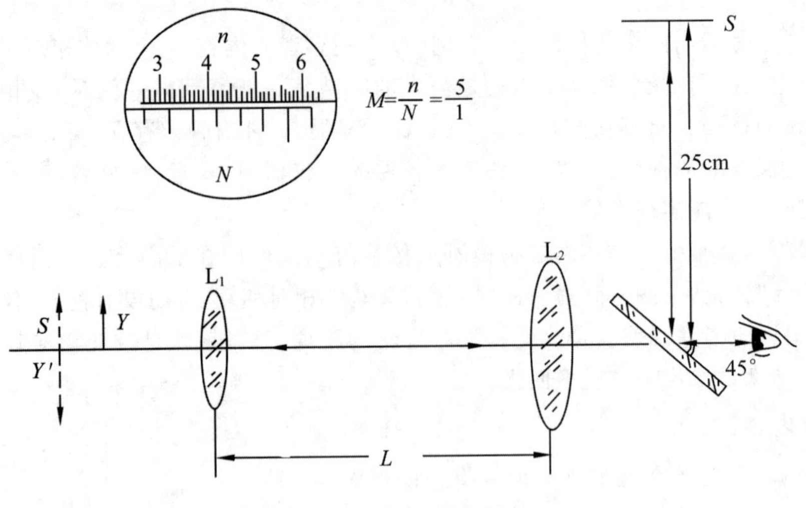

图 19-4　测放大率

思考题

1. 试总结望远镜和显微镜在结构原理和使用中的异同。

2. 在实验中常用目测法来确定望远镜的放大率，其计算式为 $M=\frac{Y_2}{Y}$，式中 Y 是被测物的大小，Y_2 是与物处在同一平面上被测物虚像的大小，试说明确定 M 的操作方法。

3. 在望远镜中如果把目镜换成一只凹透镜，即为伽利略望远镜，试说明此望远镜成像原理，并画出光路图。

图书在版编目(CIP)数据

医学物理学实验/刘贵勤,孔繁之主编.—济南:
山东大学出版社,2016.9(2022.8重印).
ISBN 978-7-5607-5591-5

Ⅰ.①医… Ⅱ.①刘…②孔… Ⅲ.①医用物理学-
实验-医学院校-教材 Ⅳ.①R312-33

中国版本图书馆 CIP 数据核字(2016)第 195361 号

策划编辑 刘旭东
责任编辑 祝清亮
封面设计 张 荔

出版发行 山东大学出版社
社　　址 山东省济南市山大南路 20 号
邮政编码 250100
发行热线 (0531)88363008
经　　销 新华书店
印　　刷 泰安金彩印务有限公司
规　　格 787 毫米×1092 毫米 1/16
　　　　 8 印张 185 千字
版　　次 2016 年 9 月第 1 版
印　　次 2022 年 8 月第 7 次印刷
定　　价 19.80 元
